RICHARD C. SCHWARTZ

Das System der Inneren Familie

RICHARD C. SCHWARTZ

Das System der Inneren Familie

Einführung in die IFS-Therapie
Ein Weg zu mehr Selbstführung

KÖSEL

MIX
Papier | Fördert gute Waldnutzung
FSC® C014496

Penguin Random House Verlagsgruppe FSC® N001967

Dies ist eine überarbeitete Neuausgabe des Titels *IFS℠ – Das System der Inneren Familie. Ein Weg zu mehr Selbstführung*, erstmals erschienen 2008 bei Books on Demand GmbH, Norderstedt.
Übersetzung aus dem Amerikanischen von IFS-Europe e. V.
Die Originalausgabe erschien unter dem Titel *Introduction to Internal Family Systems* bei Sounds True, Boulder, Colorado.

2. Auflage 2025

in der Penguin Random House Verlagsgruppe GmbH,
Neumarkter Straße 28, 81673 München
produktsicherheit@penguinrandomhouse.de
(Vorstehende Angaben sind zugleich Pflichtinformationen nach GPSR)

Umschlag: Favoritbüro, München, nach einer Originalvorlage von Sounds True
Umschlagdesign: Charli Barnes
Umschlagmotiv Baum: S-BELOV / Shutterstock.com
Satz: Satzwerk Huber, Germering
Druck und Bindung: GGP Media GmbH, Pößneck
Printed in Germany
ISBN 978-3-466-34816-9
www.koesel.de

Dieses Buch ist der wachsenden IFS-Community gewidmet. Den Menschen, die diese Methode lehren, lernen, teilen und anwenden – inklusive der IFS-Trainerinnen und -Trainer, -Partner, -Mitarbeitenden und der IFS Foundation.

Inhalt

1

Das System der Inneren Familie

»Bevor ich jemanden lieben kann, muss ich erst lernen, mich selbst zu lieben.«

»Mein Problem ist, dass ich keine Selbstachtung habe.«

»Ich wollte das nicht tun, aber ich konnte mich nicht bremsen.«

Wer hat nicht schon solche oder ähnliche Gedanken gehabt? Aber wer ist dieses Selbst, das zu lieben und zu achten wir lernen müssen? Und warum ist das so schwer? Wer ist das, der uns Dinge tun lässt, die wir nicht tun wollen? Werden wir ewig von der kritischen Stimme in unserem Kopf verfolgt werden, die uns ständig beschimpft? Gibt es eine bessere Art, mit dem Gefühl der Wertlosigkeit umzugehen, das tief in unserem Bauch sitzt? Wie können wir den beängstigenden und ablenkenden Lärm in uns leiser werden lassen?

Das Modell des »Systems der Inneren Familie« (IFS^{SM}) hat eine Reihe Antworten darauf. Ebenso wie auf die Frage, was Menschen hilft, anders mit sich umzugehen – sich zu lieben. Es bietet definierte Schritte für mehr Kontrolle über impulsive oder automatische Reaktionen. IFS kann Ihre kritische innere Stimme in eine unterstützende verwandeln, und kann Ihnen helfen, das Gefühl von Wertlosigkeit zu transformieren. Es hilft nicht nur dabei, den Lärm in Ihrem Kopf leiser werden zu lassen, sondern auch, eine Atmosphäre von Licht und Frieden in Ihrem Inneren zu schaffen sowie mehr Zuversicht, Klarheit und Kreativität in Ihre Beziehungen zu bringen.

IFS tut das, indem es Sie zunächst dazu bringt, Ihre Aufmerksamkeit nach innen zu richten, auf Ihre innere Wahrnehmung. Damit meine ich, die Aufmerksamkeit auf Ihre eigenen Gedanken, Gefühle, Vorstellungen, Bilder und Empfindungen zu lenken. Das ist für die meisten Menschen ein großer Schritt, weil uns in unserer Kultur beigebracht wurde, unsere Augen auf der Suche nach Gefahren und Befriedigungsmöglichkeiten auf die äußere Welt zu richten. Diese Orientierung nach außen ist sinnvoll, weil es in unserer Umgebung vieles gibt, worüber wir uns Gedanken machen und wonach wir streben sollten. Aber es gibt noch einen weiteren Grund, warum viele Menschen die inneren Welten nicht betreten wollen: Wir haben Angst vor dem, was wir dort vorfinden. Wir wissen oder vermuten, dass tief in uns Erinnerungen und Gefühle lauern, die uns überwältigen könnten, und wir uns dann schrecklich fühlen würden; Gefühle, die unser »Funktionieren« behindern, sodass wir aus einem Impuls heraus handeln, unser Verhalten anderen gegenüber verändern und uns verletzlich machen. Zum Teil ist das richtig, zum Beispiel wenn Sie in der Vergangenheit gedemütigt wurden und Ihnen das Gefühl vermittelt wurde, wertlos zu sein; oder wenn Sie in Ihrem Leben Verluste oder Traumata erlitten haben. Um nicht daran zu rühren, sehen Sie zu, dass Sie immer beschäftigt oder abgelenkt sind. So haben diese Gefühle keine Chance, an die Oberfläche zu gelangen. Sie organisieren Ihr Leben so, dass Sie sicher sein können, dass nichts an diesen gefürchteten Erinnerungen oder Gefühlen rührt. Sie bemühen sich,

- akzeptabel auszusehen oder sich akzeptabel zu verhalten;
- zu beweisen, dass Sie ein wertvoller Mensch sind;
- zu kontrollieren, wie nah Sie anderen in Beziehungen kommen;
- sich um alle zu kümmern, damit man Sie mag usw.

Michael findet, er ist ein kompetenter Angestellter. Daher kann er es nicht fassen, dass er einen Blackout bekommt, sobald die Chefin sein Büro betritt. Er kann es nicht ertragen, dass ihre schlichte Anwesenheit ihm das Gefühl gibt, blutjung und dumm zu sein. Er hat sich selbst Motivationsreden gehalten, bevor er sie erwartet, Atemübungen ausprobiert und sich dafür beschimpft, dass er so ein Angsthase ist - aber nichts hilft.

Jonas liegt viel daran, dass seine Kinder sich selbst mögen. Daher hasst er es, wenn er sich seinem Sohn gegenüber manchmal vergisst. Sobald dieser eine Kleinigkeit verkehrt macht - seine Kleidung auf dem Boden liegen lässt oder zu spät nach Hause kommt -, schreit er ihn an. Oft merkt er, wie es in ihm hochkocht, aber er kann sich nicht bremsen. Hinterher ist er am Boden zerstört, hat Schuldgefühle und hasst sich selbst wegen dieses Verhaltens. Aber es passiert ihm immer wieder.

Kyle *(im Original identifiziert als nonbinär, Anm. d. Übers.)* hat viel erreicht; trotz allem wird Kyle zerfressen von einem Gefühl der Wertlosigkeit, das ständig da ist. Kyle wird oft gelobt. Menschen sagen Kyle, was für ein toller Mensch Kyle ist, aber Kyle kann das nicht annehmen. Kyle zeigt anderen eine freundliche Maske, aber tief im Inneren ist Kyle überzeugt, dass sie, wenn sie Kyle wirklich kennen würden, entsetzt wären. Rein intellektuell ist Kyle bewusst, beliebt zu sein. Kyle versucht sich selbst davon zu überzeugen, aber der machtvolle Glaube an die eigene Wertlosigkeit bleibt bestehen.

Kim kann ihr Essverhalten nicht kontrollieren. Sie hat verschiedene Diäten ausprobiert, mit Ernährungsberatern gearbeitet, Sport getrieben wie verrückt. Aber wenn der Hunger auf Süßes kommt, ist sie machtlos. Sie verachtet die innere Stimme, die sie dazu verführt, an den Kühlschrank zu gehen und eine ganze Schachtel Eis zu essen, aber sie kann dem Sirenengesang nicht widerstehen.

Isabella klagt darüber, dass sie sich nur von Männern angezogen fühlt, die schlecht zu ihr sind. Es gibt genügend nette Männer, die sich für sie interessieren. Doch es knistert für sie nur bei Männern mit einer starken Ausstrahlung, die sie schließlich schlecht behandeln und zurückweisen. Sie fühlt sich »von meinem Herzen zu einem Leben voller Schmerz verdammt«.

Was haben alle diese Menschen gemeinsam? Jeder von ihnen war Klientin oder Klient bei mir. Sie kamen zu mir wegen eines Gefühls oder eines Handlungsimpulses, die sie nicht kontrollieren konnten. Nicht nur das, sie kämpften ständig damit und waren wütend auf sich selbst wegen ihrer Unfähigkeit, das Gefühl oder Verhalten in den Griff zu bekommen. Der unkontrollierbare Impuls war schlimm genug, aber die Beziehung, die sie zu ihm entwickelten – die Belastung durch den Impuls und ihre Enttäuschung über sich selbst, weil sie ihn hatten –, ist das, was ihr Selbstkonzept durchzog und ihnen ein Gefühl von Wertlosigkeit gab. Ich habe herausgefunden, dass das oft passiert. Die Art, wie wir uns auf einen beunruhigenden Gedanken oder ein solches Gefühl beziehen, erschwert unsere Probleme. Wie der buddhistische Mönch Thich Nhat Hanh es ausdrückt: »Wenn wir ärgerlich auf unseren Ärger werden, haben wir am Ende doppelten Ärger.«

Um diese Idee besser zu illustrieren, verwende ich eine Analogie zu zwischenmenschlichen Beziehungen: Nehmen wir an, Ihr Ärger sei eines Ihrer Kinder. Stellen Sie sich vor, Sie hätten ein Kind, das Sie nicht in den Griff bekommen. Sagen wir, es dreht jeden Abend durch. Das wäre schon schlimm genug. Aber weil sein Koller Sie verrückt macht, beschimpfen Sie es ständig und versuchen, es in seinem Zimmer einzusperren, um sich in der Öffentlichkeit nicht für es schämen zu müssen. Sie bleiben an den Wochenenden zu Hause, um sicherzustellen, dass es nicht wegläuft und Sie sich seinetwegen als schreckliche Mutter oder schrecklicher Vater fühlen. Stellen Sie sich weiterhin vor, dass Ihre Reaktionen all seine Ausraster nur schlimmer machen, weil es das Gefühl bekommt, dass Sie es am liebsten loswerden würden. Aufgrund der Art, wie Sie mit Ihrem Kind umgehen, frisst das Problem Ihr Leben auf. Genau so ist es mit unseren extremen Gefühlen und Überzeugungen – sie sind an sich schon schwer genug, aber die Art, wie wir sie handhaben, macht sie oft schlimmer und unser Leben unglücklich.

Es scheint auf den ersten Blick seltsam, sich eine Beziehung zu einem Gedanken oder Gefühl vorzustellen, aber man kann es gar nicht vermeiden. Sie leben mit uns, und wir müssen uns in der einen oder anderen Weise auf sie beziehen. So wie schwierige Personen in Ihrer Familie oder Ihrem Arbeitsumfeld Einfluss auf Sie haben und es etwas ausmacht, wie Sie mit ihnen umgehen. Überprüfen Sie einmal Ihre verschiedenen Gedanken und Gefühle und wie Sie ihnen gegenüber empfinden. Möglicherweise mögen Sie die innere Stimme, die Sie an alle Dinge erinnert, die Sie zu tun haben; die plant, wie Sie sie am besten erledigen können. Sie hören ihr zu und lassen sich von ihr motivieren. Sie sehen sie als einen wertvollen Assistenten. Und was ist, wenn Sie sich ausruhen wollen und dieselbe Stimme kritisch wird und Sie als faul bezeichnet? Wenn sie Ihnen sagt, der Himmel werde einstürzen, wenn Sie nicht sofort wieder zurück an die Arbeit gehen? Wie finden Sie diese Stimme dann? Was antworten Sie? Wenn Sie wie die meisten Menschen reagieren, streiten Sie innerlich mit ihr, als wäre sie ein Chef, der Sie unterdrückt. »Lass mich in Ruhe! Kannst du mich nicht mal eine Minute still sitzen lassen? Verzieh dich!« Oder Sie versuchen, sie durch Fernsehen zu übertönen oder durch ein paar Drinks auszuschalten. Der Teil von Ihnen, der Sie erfolgreich sehen möchte, ist ein wunderbarer Diener, aber ein schrecklicher Herr, und so haben Sie eine Hassliebe zu ihm.

Wir haben lang dauernde komplexe Beziehungen zu vielen verschiedenen inneren Stimmen, Gedankenmustern und Gefühlen. Diese ähneln den Beziehungen, die wir zu Personen haben. Was wir »denken« nennen, sind oft unsere inneren Dialoge mit unseren Teilen. Nehmen wir ein anderes Beispiel: Denken Sie an jemanden, den Sie lieben und der gestorben ist. Wie geht es Ihnen mit der Trauer, die Sie für die Person empfinden? Vielleicht haben Sie Angst, von Trauer überwältigt zu werden, und finden es furchtbar, wie sie Sie depressiv macht. Sie versuchen, sie irgendwo in Ihrer Psyche zu verschließen, und vermeiden alles, was Sie an die geliebte Person erinnern könnte. Sie werden auch ungeduldig mit Ihrer Trauer: »Warum fühle ich mich immer noch so nach der langen Zeit? Ich habe gedacht, ich hätte das alles verarbeitet.« Sie versuchen, die Trauer zu einem innerpsychischen Verbannten zu machen. Aber wie ein Verbannter kommt sie immer wieder zurück und überwältigt Sie, wenn Sie gerade nicht aufpassen – wie bei einem inneren Staatsstreich.

Oder was ist mit dem Teil von Ihnen, der sofort in Verteidigung geht, wenn Sie mit Ihrem Partner oder einer guten Freundin streiten? Mitten in der Auseinandersetzung werden Sie plötzlich zu diesem Teil – Sie sehen Ihr Gegenüber durch die Augen dieses Teils. Sie übernehmen seine verzerrte, schwarz-weiße Anklage-Schuld-Perspektive. Sie weigern sich, auch nur einen Zentimeter nachzugeben, und sagen Gemeinheiten. Später merken Sie, dass Sie übertrieben haben, und fragen sich: »*Wer war das, der da die Führung übernommen hat und so ekelhaft war? Das war nicht ich!*« Welche Gefühle haben Sie für diesen inneren Verteidiger? Wenn Sie wie die meisten Leute empfinden, mögen Sie einige seiner Aspekte nicht, aber während des Streits fühlen Sie sich so verwundbar, dass Sie sich auf seinen Schutz verlassen. Sie lassen ihn die Führung übernehmen, weil Sie glauben, dass Ihr Gegenüber Sie ohne ihn wegfegen und demütigen würde. Ihr Ärger wird zu einem starken Leibwächter, den Sie gern bei sich haben, den Sie aber nicht zum Essen einladen würden.

Alle Personen, die ich in diesem Kapitel beschrieben habe, lagen im Kampf mit sich selbst, als sie zu mir kamen. Sie waren verstrickt in problematische innere Beziehungen, und, was nicht überrascht, auch ihre äußeren Beziehungen ähnelten den inneren. Sie stellten fest, dass die Betrachtung ihrer Gedanken und Gefühle sowie die Interaktion mit ihnen zu verändern, nicht nur das Problem, weswegen sie gekommen waren, dramatisch verbesserte; ganz allgemein fühlten sie weniger inneren Aufruhr, mochten sich selbst lieber und kamen mit anderen Menschen in ihrem Leben besser zu recht.

In welche Richtung hatten sie sich verändert? Sie hatten sich wegbewegt von Hass, Angst und Streit. Weg von dem Versuch, diese Gefühle zu ignorieren, zu verschließen, sie loszuwerden, oder von der Alternative, ihnen gegenüber nachzugeben und von ihnen überwältigt zu werden. Stattdessen waren sie neugierig auf die Gefühle geworden und bereit, ihnen zuzuhören. Diese anfängliche Neugier führte oft zu Mitgefühl mit den Gefühlen und Gedanken und zu Versuchen, ihnen zu helfen.

Ich gebe Ihnen ein Beispiel aus meinem eigenen Leben. Bevor ich diese neue Art, mit sich selbst in Beziehung zu treten, kannte, hatte ich jedes Mal, wenn ich einen Vortrag hielt, eine extreme Angst davor, wie die Zuhörer ihn wohl aufnehmen würden. Als Kind wurde ich in der Schule gedemütigt. Es gibt daher einen Teil von mir, der in der Vergangenheit feststeckt und jedes Mal sicher ist, dass ich wieder gedemütigt werde. Die Ironie bei solchen Emotionen ist, dass sie oft genau die Situationen hervorrufen, die sie befürchten. Wenn die Angst überhandnahm, konnte ich mich nicht gut vorbereiten. Dadurch wirkte ich unsicher und unklar und bekam genau das Feedback, das mein ängstlicher Teil befürchtete. Dass sie so einen negativen Einfluss auf meine Leistung hatte, gab mir einen Grund, die Angst als meinen Feind anzusehen. Ich versuchte mich zu beruhigen, sobald ich sie spürte: *»Keine Sorge. Du weißt, wovon du redest, und niemand hat die Absicht, dich schlecht dastehen zu lassen. Und selbst wenn du versagst, bedeutet das nicht das Ende deiner Karriere.«* Diese Art vernünftigen Selbstgesprächs wirkte jeweils nur kurz, und dann kam die Angst zurück. Ich war frustriert und verstärkte meine Selbstkritik: *»Warum bist du so ein Angsthase! Warum bist du nicht so wie all die anderen Menschen, die das locker machen?!«*

Bis zum Moment des Vortrags erlebte ich laufend solche inneren Konflikte. Der Vortrag selbst mochte zwar gut laufen, doch danach zerpflückte ich ihn eine Woche lang auf jedes dumme Wort hin, das ich gesagt, oder jedes kluge, das zu erwähnen ich vergessen hatte. Das Ganze wurde zu einer schrecklichen Plage, vor der mir graute.

Inzwischen habe ich gelernt, wie ich mit meinen Sorgen in Beziehung treten kann, und das macht solche Ereignisse eher zu interessanten Herausforderungen als zu gefürchteten Prüfungen. Anstatt meine Angst zu attackieren oder zu ignorieren, versuche ich, mich in einen neugierigen Zustand zu versetzen. Ich richte meine Aufmerksamkeit nach innen und stelle einige Fragen. Wenn ich mich auf mein Gefühl konzentriere, bemerke ich, dass es von einem Knoten in meinem Bauch ausgeht. Also richte ich meine Aufmerksamkeit auf diesen Knoten, während ich innerlich frage: »*Wovor hast du solche Angst?*« und dann still auf eine Antwort warte. Innerhalb von Sekunden höre ich spontan eine schwache »Stimme« (es ist nicht wirklich eine Stimme, eher eine Gedankenspur) aus den dunklen Tiefen meines Geistes aufsteigen, die sagt: »*Ich weiß, ich werde versagen und wieder beschämt werden.*« Als Nächstes kommen Bilder aus meiner Vergangenheit auf – Szenen aus meiner lange zurückliegenden Schulzeit. Plötzlich bin ich erfüllt von Mitgefühl und Zuneigung für diesen schüchternen Jungen, der öffentlich dafür gedemütigt wurde, nicht vorbereitet zu sein. In Gedanken halte ich diesen Jungen im Arm und erinnere ihn daran, dass ich ja da bin und er den Vortrag nicht halten muss. Ich lasse ihn wissen, dass ich ihn liebe, egal was passiert. Er beruhigt sich sofort, und ich spüre, wie sich der Knoten in meinem Magen entspannt. Diese ganze Interaktion dauert kaum eine Minute, und ich kann wieder weitermachen. Das geht so schnell, weil ich vor einigen Jahren mehrere Stunden darauf verwendet habe, diesen ängstlichen Teil kennenzulernen und meine Beziehung zu ihm zu verändern. Jetzt braucht er nur noch eine kurze Erinnerung, um sich sicher und geborgen zu fühlen.

Es mag sich seltsam anhören, dass man einem Gefühl Fragen stellt; aber ist es Ihnen nicht auch schon passiert, dass Sie sich ärgerlich oder traurig fühlten, ohne zu wissen warum, und einen Tag später tauchte die Antwort aus Ihrem Inneren auf? IFS bietet einen Weg, diesen Prozess zu beschleunigen. Einen Weg, der

Ihnen hilft zu erkennen, worüber Ihre Emotionen aufgebracht sind – sowie sie zu besänftigen und herauszufinden, was sie von Ihnen brauchen. Es ist eine Art der Selbst-Beruhigung, die den meisten Menschen leichtfällt, sobald sie sie verstanden haben. Das Schwierige daran ist, den Gefühlen oder Gedanken gegenüber neugierig, offen und mitfühlend zu sein, die man bisher gehasst hat und loswerden wollte. Auf den ersten Blick scheint das widersinnig. Warum sollten Sie sich auf die kritische innere Stimme konzentrieren und versuchen, ihr mit Mitgefühl zu begegnen? Die Stimme, die Sie kleinmacht; die lähmende Angst, die Sie in Stresssituationen blockiert; der Zorn, der imstande ist, Ihren Verstand plötzlich zu kapern und andere zu verletzen; der empfindliche Teil, der so schnell verletzt ist und Sie dazu bringt, sich wertlos zu fühlen? Es entspräche dem gesunden Menschenverstand, sich nicht damit zu konfrontieren und stattdessen all das aus Ihrem Bewusstsein auszuschließen, damit Sie sich nicht schlecht fühlen und gut funktionieren. So wurde uns der Umgang mit schwierigen Gefühlen und Vorstellungen beigebracht. Würde das funktionieren, bräuchten Sie dieses Buch nicht zu lesen.

Dieses Vorgehen basiert auf dem Missverständnis, unsere extremen Gefühle und Überzeugungen seien, was sie vorgeben zu sein. Wenn Angst, Ärger, Selbsthass und das Gefühl von Wertlosigkeit nur verstörte emotionale Zustände oder erlernte irrationale Vorstellungen wären, ergäbe es Sinn, Ihre Willenskraft zu nutzen, um sie auszuschließen, mit ihnen zu argumentieren oder ihnen positive Gedanken entgegenzustellen. Es wäre sinnvoll, ihnen abweisend, autoritär oder einschüchternd gegenüberzutreten, weil sie wie innere Feinde erscheinen. Ein unglücklicher Nebeneffekt dieses Vorgehens ist jedoch, dass Sie zu Menschen, die Eigenschaften Ihrer inneren Feinde verkörpern, ähnlich geartete Beziehungen entwickeln werden. Sie werden jedem kritisch oder ungeduldig begegnen, der ängstlich, verschämt, aggressiv zu sein scheint oder der sich selbst entwertet.

Ich möchte Ihnen zu der Erkenntnis verhelfen, dass Ihre Gefühle und Gedanken viel mehr sind, als sie zu sein scheinen. Gedanken und Gefühle gehen von inneren Persönlichkeiten aus, die ich Ihre Teile nenne. Ich rege Sie dazu an, Ihre explosiven Impulse als mehr zu sehen, als es den Anschein macht, als mehr als ein Bündel Ärger. Wenn Sie Ihre Aufmerksamkeit auf den Ärger richten und ihm Fragen stellen, könnten Sie erfahren, dass er ein Teil ist, der andere verletzliche Teile schützt und wiederum in Konflikt mit anderen Ihrer Teile steht, die jedem gefallen wollen. Er könnte Ihnen enthüllen, dass er so lange zornig bleiben muss, wie Sie zu verletzbar und aufopfernd sind. Sie könnten auch erfahren, dass er noch andere Gefühle wie Furcht und Trauer hat, aber in der Rolle des Zornigen bleiben muss, um Sie zu schützen. Wenn Sie ihn darum bitten, könnte er Ihnen Szenen des Zeitpunkts in Ihrem Leben zeigen, an dem er in diese beschützende Rolle gezwungen wurde. Er könnte Ihnen sogar ein Bild seiner selbst zeigen – Sie sehen ihn als Drachen, Vulkan, toughen Jugendlichen oder etwas anderes. Was am wichtigsten ist: Er kann Ihnen sagen, wie Sie ihm helfen können, sich zu verändern, um nicht weiter in dieser wütenden Rolle festzustecken. Mit Ihrer Hilfe kann er sich in eine wertvolle Qualität verwandeln, sodass Sie nicht mehr von Zorn geplagt werden, sondern stattdessen zum Beispiel eine größere Durchsetzungsfähigkeit haben.

Dieser letzte Abschnitt hat in Ihnen vielleicht einen Teil aktiviert, der sagt: »Das hört sich sehr seltsam an. Er sagt, ich habe all diese Stimmen in mir, die mir Antwort geben.« Ich kann es Ihnen nicht übelnehmen, wenn Sie skeptisch sind. Ich war anfangs selbst skeptisch, als meine Klientinnen anfingen, mir von ihren Teilen zu berichten. Das ist schwer zu akzeptieren, solange man es nicht selbst erfahren hat. Solange sie nicht mit Ihrer Aufmerksamkeit nach innen gegangen sind, gezielte Gespräche mit Ihren Gefühlen und Gedanken begonnen haben und dann von den erhaltenen Antworten überrascht worden sind, wird es schwer zu glauben bleiben. Ich verlange nicht, dass Sie sich von mir überzeugen lassen – ich lade Sie einfach ein, sich für diese Möglichkeit zu öffnen und es selbst auszuprobieren. Finden Sie selbst heraus, ob das, was ich sage, möglich ist: dass Sie Ihren inneren Gegenspielern helfen können, zu Ihren Verbündeten zu werden. Vielleicht ist es das, was Jesus meinte, als er sagte: »Liebet eure Feinde.« (Matthäus 5:44).

Verstörende Gedanken und Gefühle als Manifestationen innerer Persönlichkeiten zu verstehen, die durch Ereignisse in unserem Leben in extreme Rollen gezwungen wurden, führt uns dahin, anders mit ihnen umzugehen. Es ist einfach, Mitgefühl mit einem inneren Jugendlichen zu haben, der in der Vergangenheit tapfer versucht hat, Sie zu beschützen und als Folge davon in dieser zornigen Rolle erstarrt ist; oder mit einem kleinen Jungen, der Angst vor einer Wiederholung der Demütigung hat. Durch dieses Verständnis können wir anfangen, die dysfunktionalen inneren Beziehungen zu verändern. Die Beziehungen, die wir mit vielen unserer Teile haben, und die, die unsere Teile untereinander pflegen. Wenn unsere Teile sich besser akzeptiert und weniger bedroht oder angegriffen fühlen, verwandeln sie sich in ihren wertvollen natürlichen Zustand. Zusätzlich merken wir, dass wir Leute, die uns früher gestört haben, leichter akzeptieren können, und nicht mehr so heftig auf sie reagieren. Wir begegnen ihnen mit Mitgefühl, weil wir das auch mit unserem ihnen ähnelnden inneren Teil tun. Manchmal stellen wir fest, dass auch diese Menschen sich verändern, oder zumindest unsere Wahrnehmung dieser Menschen und unsere Beziehung zu ihnen.

Stellen Sie sich vor, wie sich ein Arbeitsumfeld verändern würde, wenn die Führungskräfte eine andere Beziehung zu sich selbst hätten. Wenn sie die Teile von sich hassen, die gemächlicher sind und sich am Leben freuen wollen, sind sie ungeduldig mit ihren Angestellten, die nicht so motiviert sind wie sie selbst. Wenn sie ihre eigene Unsicherheit und Angst loswerden wollen, schaffen sie eine Atmosphäre, in der Menschen, die Verletzlichkeit zeigen, Angst um ihren Arbeitsplatz haben. Wenn sie sich für gemachte Fehler selbst attackieren, gibt jeder vor, perfekt zu sein. Wenn sie sich vor ihrem eigenen inneren Kritiker fürchten, fürchten sie auch die Bewertung anderer und lassen Ausbeutung zu. Andererseits, wenn sie eine liebevolle Beziehung zu ihren Teilen herstellen können, durchdringen dieses Mitgefühl und diese Akzeptanz das Unternehmen und machen es jedem Einzelnen einfacher, sich selbst und anderen gegenüber mitfühlender zu sein. Derselbe Prozess gilt für Familien.

Diese neue Art, mit sich selbst umzugehen, kann nicht erzwungen werden. Es funktioniert nicht, sich zu befehlen, neugierig auf diese Teile zu sein oder vorzugeben, Mitgefühl mit ihnen zu haben. Es muss echt sein. Also, wie erreichen Sie das? Das führt zu der Frage, wer das »Sie« ist, das in Beziehung zu den Teilen tritt. Wer sind Sie tief im Innersten?

Meine wundervollste Entdeckung ist, dass Sie durch diese Arbeit das freisetzen, was ich Ihr *Selbst* oder Ihr *wahres Selbst* nenne. Ich erlebe immer wieder, dass Menschen spontan Eigenschaften zeigen, die für eine gute innere wie äußere Führung sprechen, wenn sie ihre Aufmerksamkeit auf ihre extremen Gefühle und Gedanken richten und sich dabei von diesen lösen. Es scheint, dass wir alle in unserem Kern Eigenschaften wie Neugier, Mitgefühl, Ruhe, Zuversicht, Mut, Klarheit, Kreativität und Verbundenheit haben. Das Selbst ist die Seele, über die spirituelle Traditionen sprechen, aber die nur wenige psychotherapeutische Richtungen würdigen. Ihr Selbst wird verdeckt durch all die Angst, Wut und Scham – all die extremen Gefühle und Überzeugungen, die Sie im Laufe Ihres Lebens in sich aufgenommen haben. Möglicherweise wissen Sie gar nicht, dass es da ist.

Wenn Sie keine Ausnahme sind, haben Sie nur einen flüchtigen Eindruck Ihres Selbst. Vielleicht hat das ständige innere Gespräch mit und zwischen Ihren Teilen plötzlich aufgehört, während Sie sich in einer kreativen oder sportlichen Tätigkeit »verloren haben«; in der Schönheit eines Sonnenunterganges; der Unschuld spielender Kinder; oder in einer gefährlichen Aktivität wie Klettern, die völlige, auf die Gegenwart gerichtete Präsenz erfordert. Vielleicht erinnern Sie sich an diese kurzen Momente als Augenblicke voller Freude und tiefen Friedens. Vielleicht hatten Sie eine flüchtige Erfahrung der Verbundenheit mit etwas, das größer ist als Sie, und ein mit dieser Wahrnehmung einhergehendes Gefühl der Zufriedenheit. Möglicherweise haben Sie diese Episoden als Anomalien Ihres sonst lärmenden Bewusstseinsstroms abgetan, in der Annahme, Sie seien eher der zugrunde liegende Lärm als die darunter liegende Ruhe. Aber was, wenn dieser friedliche, freudige, mit allem verbundene Zustand das ist, was Sie wirklich sind? Wie würde das Ihr Selbstkonzept ändern?

Und wie wäre es, nicht nur kurze friedliche und freudvolle Momente zu erleben, sondern lange Zeitspannen in diesem Zustand zu verbringen – sogar während Sie Ihren täglichen Aktivitäten nachgehen oder während Sie einen Konflikt mit jemandem austragen? Was wäre, wenn Sie sich in diesem Zustand des Selbst nicht nur gut fühlen würden, sondern spontan Eigenschaften verkörperten wie arglose Neugier, offenherziges Mitgefühl, Klarheit der Wahrnehmung und intuitives Wissen darüber, wie Sie harmonisch mit Ihren Teilen und mit den Menschen in Ihrem Leben umgehen sollten? Wenn all das wahr wäre, könnte Ihr Leben ganz anders aussehen. Ich habe eine gute Nachricht für Sie: All das ist wahr.

Dieses Buch basiert auf dem psychotherapeutischen Modell des »Systems der Inneren Familie« (Internal Family Systems Model), das so genannt wird, weil es so ist, als ob in jedem von uns eine Familie von Teilen lebt. Ein IFS-Therapeut hilft einem Klienten zunächst, seine Aufmerksamkeit auf die Teile zu richten, die ihn schützen, und sie kennenzulernen. Dann bittet der Klient diese Teile, lockerzulassen und ihre Gefühle und Überzeugungen vom Klienten zu lösen, um mehr inneren Raum zu schaffen. Wenn das geschieht, berichten die Klienten spontan, dass sie sich gegenüber ihren Teilen ruhig, mitfühlend und neugierig fühlen – Eigenschaften des Selbst. Ich muss einen Klienten nicht bitten, so zu fühlen; stattdessen tauchen diese Qualitäten einfach auf, wie freigelassen, wenn sich Teile separieren.

Hassan zum Beispiel fürchtet seinen inneren Kritiker. Solange er sich erinnern kann, hat er sich durch dessen ständige Bewertungen unterdrückt gefühlt. Wenn er seine Aufmerksamkeit auf ihn richtet, findet er ihn in seinem Kopf und sagt, er hasse ihn. Ich bitte Hassan, sich jetzt auf den Teil zu konzentrieren, der den Kritiker hasst, und diesen zu bitten, ihm zu vertrauen und sich von ihm zu lösen. Der ärgerliche Teil ist bereit dazu. Ich frage Hassan, was er jetzt dem Kritiker gegenüber empfindet, und er sagt in einer ruhigeren, zuversichtlicheren Stimme: »Ich möchte wissen, warum er glaubt, mir das antun zu müssen.« Er sagt, auch sein Bild des Kritikers habe sich verändert. Zu Beginn habe der Kritiker wie eine riesige bedrohliche Figur seines Vaters ausgesehen. Nun sei sie beträchtlich geschrumpft und sehe viel jünger aus. Hassan ist nicht mehr eingeschüchtert von seinem Kritiker. Er beginnt zuzuhören, wie dieser erzählt, dass er sich so anstrengt, Hassan zu einem untadeligen Benehmen zu bewegen, damit niemand ihn zu kritisieren braucht. Außerdem glaubt der Kritiker, dass Hassan mit negativen Urteilen anderer Menschen besser umgehen kann, wenn er sich aufgrund der inneren Kritik schon schlecht fühlt. Während er zuhört, fühlt Hassan zunehmend Dankbarkeit für den Versuch des Kritikers, ihn zu schützen; und Mitgefühl für die große Angst vor Zurückweisung, die er bei dem Kritiker spürt. Als Hassan dem Teil erzählt, was er fühlt, bricht der vorher kaltblütige Peiniger zusammen und weint in Hassans Armen.

Wie der Dichter Rainer Maria Rilke schrieb: »Vielleicht sind alle Drachen unseres Lebens Prinzessinnen, die nur darauf warten, uns einmal schön und mutig zu sehen. Vielleicht ist alles Schreckliche im tiefsten Grunde das Hilflose, das von uns Hilfe will.«[1]

Sobald Hassan von seiner Angst befreit war, wusste er, was er tun musste, um seinem Kritiker zu helfen. Nachdem der Ärger sich gelöst hatte, führte ich nur noch sehr wenig, da Hassan die Führung übernahm und zu wissen schien, wie er ihm helfen konnte. Das passiert häufig in der IFS-Therapie. So wie unser Körper weiß, wie physische Wunden zu heilen sind, scheinen wir alle eine angeborene Fähigkeit zu besitzen, uns selbst emotional zu heilen. Die Schwierigkeit besteht darin, Zugang zu dieser Weisheit zu bekommen. IFS stellt dafür klare und praktikable Möglichkeiten zur Verfügung und hilft, mehr Selbst in Ihr Leben zu bringen. Es bietet Ihnen ein neues unterstützendes Selbstkonzept; eine klare und effektive Art, Ihre problematischen Gefühle und Gedanken zu verstehen und mit ihnen zu arbeiten; eine Methode, um mehr Selbstführung in Ihr tägliches Leben zu bringen. Dadurch verbringen Sie mehr Zeit im Zustand tiefen Friedens und tiefer Freude und treten von diesem Zustand aus mit anderen in Kontakt. Der erste Schritt auf dem Weg zu diesen Zielen besteht darin, zu merken, dass Sie weit mehr sind als das, was man Ihnen über Sie erzählt hat.

Übungen

Die Beziehung zu meinen Teilen

Nehmen Sie sich kurz Zeit, um über die Beziehung nachzudenken, die Sie zu Ihren verschiedenen Gedanken, Gefühlen oder inneren Stimmen entwickelt haben. Im Folgenden finden Sie eine Liste von Teilen, die die meisten Menschen aus ihrem Erleben kennen und von denen sie sich manchmal tyrannisiert fühlen. Nachdem Sie die Liste gelesen haben, überlegen Sie, in welcher Weise Sie sich auf jeden einzelnen Teil beziehen. Welche Gefühle Sie für ihn haben? Was Sie innerlich tun oder sich sagen, wenn Sie ihn spüren? Wie erfolgreich Sie ihn aus Ihrem Leben verbannt haben? Wie sehr Ihre Beziehung zu ihm Ihr Leben bestimmt?

- Die innere Stimme, die Ihr Aussehen oder Ihre Leistungen kritisiert
- Die lähmende Angst, die in Leistungssituationen zu geistigen Blockaden führt
- Der Drang, zu viel zu essen oder zu trinken
- Die Eifersucht und der Besitzanspruch in der Paarbeziehung
- Das Verlangen nach Intimität
- Die Zukunftsängste, die Katastrophenszenarien beinhalten
- Die Trauer über den Tod eines anderen oder darüber, verlassen worden zu sein
- Ein quälendes Gefühl der Wertlosigkeit
- Die Stimme, die Ihnen sagt, dass Sie nicht hart genug arbeiten, und die nicht zulässt, dass Sie sich entspannen

- Die Angst, die Sie hindert, soziale Risiken einzugehen, und die Ihre Lebendigkeit behindert
- Der Drang, sich um jeden zu kümmern und sich selbst dabei zu vernachlässigen
- Das Bedürfnis, ständig Social-Media-Kanäle zu checken
- Die Wut, die aufwallt, wenn Sie sich von jemandem verletzt fühlen
- Die Empfindsamkeit, die mit Kränkbarkeit einhergeht
- Die Einsamkeit, die auftaucht, wenn Sie nicht abgelenkt oder mit anderen zusammen sind
- Das Konkurrenzdenken, das negative Gefühle hervorruft, wenn Sie erfahren, dass andere etwas besser können als Sie
- Das Bedürfnis, alles und jeden unter Kontrolle haben zu müssen
- Ein unterschwelliges Gefühl von Inkompetenz
- Die »Wir-sind-alle-glücklich-miteinander«-Maske, hinter der Sie sich verstecken
- Ihre perfektionistische Seite, die es Ihnen nicht gestattet, Fehler zu machen oder Defizite zu haben
- Verurteilende Gedanken über andere
- Die Trägheit, die Sie vor dem Fernseher oder Computer ausharren lässt oder dafür sorgt, dass Sie im Bett liegen bleiben
- Ein Gefühl der Hoffnungslosigkeit, das schon kleine Aufgaben überwältigend erscheinen lässt
- Die Unzufriedenheit mit dem, was Sie im Leben erreicht haben
- Der Glaube, immer Opfer zu sein im Leben

Ich gehe davon aus, dass auf dieser Liste wenigstens einige Gedanken oder Gefühle stehen, die zu akzeptieren Ihnen schwerfällt und die Sie lieber los wären. Vielleicht sind Sie einige davon bereits so weit losgeworden, dass Sie sie nicht mehr spüren und als zu Ihrer Person gehörig wahrnehmen. Greifen Sie ein aufgelistetes Gefühl oder einen Gedanken heraus, auf das/den Sie besonders stark reagiert haben. Überlegen Sie, wie schwierig es für Sie wäre, Ihre Beziehung zu diesem Teil zu verändern. Können Sie sich vorstellen, sich ihm mit Neugier zu nähern und ihm lieber zuzuhören, anstatt ihn zu verachten oder zu verscheuchen? Neugier ist oft der erste Schritt. Solange Sie seine Gründe dafür, so zu sein, wie er ist, nicht kennen, werden Sie Mühe haben, Mitgefühl für einen Teil zu entwickeln. Welche Ängste tauchen in Ihnen auf, wenn Sie sich diese Art von Veränderung in Ihren inneren Beziehungen vorstellen?

Wer bin ich wirklich?

Was sind Ihre grundlegenden Annahmen über die menschliche Natur? Ist unser Wesen selbstsüchtig und aggressiv? Oder haben Sie persönliche Erfahrungen gemacht, die dieser Sichtweise widersprechen? Wie würde sich Ihre Selbstsicht verändern, wenn Sie die Idee akzeptierten, dass Ihr Kern-Selbst von Grund auf gut, weise, mutig, mitfühlend, freudvoll und friedfertig ist? Nehmen Sie sich ein paar Minuten Zeit, um sich vorzustellen, wie anders Ihr Leben wäre, wenn Sie im Alltag mehr dieser Qualitäten verwirklichen und darauf vertrauen, dass Sie wirklich so *sind*. Denken Sie darüber nach, wie sich dadurch Ihre Beziehungen verändern würden - zu den wichtigen Menschen in Ihrem Leben, in Ihrem Beruf oder in Ihrer Ausbildung und bei zukünftigen Entscheidungen.

Meine verschiedenen Persönlichkeitsanteile

Lassen Sie sich eine Sekunde lang auf die Vorstellung ein, dass Ihre Gedanken und Gefühle unterscheidbaren Teilpersönlichkeiten in Ihrem Inneren zuzuordnen sind. Welche Ängste tauchen auf, wenn Sie diese Möglichkeit in Erwägung ziehen? Es gibt weitverbreitete Sorgen aufgrund der negativen und sensationslüsternen Darstellung von Erkrankungen wie Schizophrenie oder Multipler Persönlichkeitsstörung (heute Dissoziative Identitätsstörung genannt). Ebenso wegen der Vorstellung, dass es autonome Wesen in uns gibt, sodass wir nicht die volle Kontrolle über uns selbst haben. Falls Sie diese Ängste jedoch einen Moment lang beiseitebitten können, überlegen Sie, was gut daran wäre, Teile zu haben. Wie wäre es, wenn Sie wüssten, dass Ihre bedrängendsten oder abscheulichsten Gedanken und Gefühle zu diesen kleinen Teilen in Ihnen gehören, und Sie nicht ganz und gar so *sind?* Wie würde es sich anfühlen, schambesetzte Gefühle zu offenbaren, wenn Sie sagen könnten: »Ein Teil von mir hat das Gefühl ...« anstelle von »Ich habe das Gefühl ... / Ich fühle mich ...«. Wie wäre es, ganz darauf zu vertrauen, dass diese Teile sich von Ihrem wahren Selbst unterscheiden und dass Sie, aus diesem Selbst heraus, sie bei ihrer Verwandlung unterstützen könnten?

2

Das Selbst

Um sich auf den Weg zu begeben, Ihr Selbst zu befreien, müssen Sie zunächst wissen, dass es da ist. Wenn Sie keine Ahnung haben, wer Sie wirklich sind, können Sie nicht zu dieser Person werden. Sie werden alle flüchtigen Erfahrungen des Selbst als Abirrungen oder Illusionen missachten und den eingeschränkten Vorstellungen zuordnen, die man uns von uns selbst beigebracht hat. Es wird überliefert, dass Michelangelo auf die Frage, wie er aus dem Marmorblock den großartigen *David* geschaffen hat, geantwortet haben soll: »Ich wusste, er ist da drin. Er brauchte nur jemanden, der ihn herausholt.« Wenn Sie wissen, dass Sie ein großartiges Wesen besitzen, das in verkalkten Gefühlen und Überzeugungen eingeschlossen ist, können Sie darauf hinarbeiten, dieses Wesen freizulegen. Wenn Sie nichts davon ahnen, beschränken Sie sich darauf, das Leben durch einen Schutzpanzer zu erleben.

In diesem Kapitel erforschen wir diese Idee des Selbst, da sie das Kernstück des IFS-Modells darstellt – und auch das für die meisten Menschen am schwersten zu Akzeptierende. Die Vorstellung, in ihrem Wesen reine Freude und vollkommener Frieden zu sein und dass von dort wunderbare Führungs- und Heilungsfähigkeiten sowie ein Gefühl geistiger Verbundenheit ausgehen, läuft allem zuwider, was sie über sich gelernt haben. Es gibt in unserer westlichen Kultur verschiedene Aussagen zum Wesen der menschlichen Natur, und keine ist besonders erhebend. Die offensichtlichste ist die Doktrin der Erbsünde, die der heilige Augustinus aufgestellt hat und die von einem großen Teil der westlichen Christenheit seither weitergetragen wird. Wegen des Sündenfalls – Adams und Evas Übertretung des göttlichen Gebots – sei die Menschheit dazu verdammt, in Sünde geboren zu werden und eine niedere, selbstsüchtige Veranlagung zu haben. Dieser Ansicht nach sind unsere Leidenschaften der Beweis eines fortwährenden Lebens in Sünde. Wir müssen unsere leidenschaftlichen Gefühle und Impulse ständig unter Kontrolle halten und erinnern uns dadurch unser Leben lang an unsere grundsätzliche Sündhaftigkeit. Während sich viele heutige Christen von diesem Standpunkt wegbewegt haben, hat er dennoch einen gewaltigen Einfluss auf die westlichen kulturellen Grundannahmen über die Natur des Menschen ausgeübt. Diese Grundannahmen hat es im Christentum vor Augustinus nicht gegeben. Tatsächlich waren viele frühe Christen der gegenteiligen Überzeugung, die man den »ursprünglichen Stand der Gnade« nennen könnte.

Eine weitere höchst einflussreiche Position ist von Darwins Evolutionstheorie abgeleitet. Darwins Ansicht über die menschliche Natur deckt sich stark mit der Erbsünde, aber mit einem wissenschaftlichen Anstrich. Er postulierte, dass unsere selbstsüchtige Natur das Produkt unserer Gene sei. Diese hätten uns dazu programmiert, in einer feindlichen, von Wettbewerb geprägten Umwelt um unser Überleben zu kämpfen. Diese kulturellen Mythen des Sündenfalls und des »selbstsüchtigen Gens« spiegeln sich in manchen einflussreichen Richtungen der Psychologie wider. Zum Beispiel lehren die Freudsche Psychoanalyse, die Verhaltens- und die Evolutionspsychologie, dass alles, was wir tun, dazu dient, unser Vergnügen zu maximieren oder unseren Genpool zu erweitern. Das Selbstverständnis, fundamental selbstsüchtig oder sündig zu sein, führt zu harten und strafenden Methoden, um unsere Teile und andere Menschen zu kontrollieren.

Die Entwicklungspsychologie behauptet, dass unsere grundsätzliche Natur davon abhängt, wie wir erzogen wurden. Wenn Sie das Glück hatten, während kritischer Phasen der frühen Entwicklung eine ausreichend gute »Beelterung« erfahren zu haben, sind Sie aus der Kindheit mit einem gewissen Maß an »Ich-Stärke« hervorgegangen. Wenn nicht, haben Sie Pech gehabt. Sie bleiben unvollständig und pathologisch, solange Sie nicht eine Art korrigierender Nach-Beelterung durch einen Therapeuten oder eine andere für Sie bedeutsame Person erfahren. Diese Ansicht – dass wertvolle Eigenschaften quasi von außen in uns hineingepumpt werden – ist ebenfalls vorherrschend und einflussreich. Sie ist die Basis der Lerntheorien, die unser westliches Erziehungssystem dominieren. Wir glauben, dass man Moral, Einfühlungsvermögen und Respekt beigebracht bekommen muss, weil wir diese Werte nicht in uns tragen. Diese Philosophie lehrt uns, nach außen zu schauen, um unsere Bedürfnisse zu erfüllen. Zudem ermutigt sie Therapeutinnen und Therapeuten zu dem Versuch, ihren Klienten zu geben, was ihnen ihrer Meinung nach fehlt, statt ihnen zu helfen, es in sich selbst zu finden. Diese Selbstsicht, von der Umwelt abhängig, unvollkommen und unwissend zu sein, verleitet uns dazu, nach dem richtigen Experten zu suchen, der unsere Probleme löst. Und sie verleitet Helfende dazu, eine erzieherische oder elterliche Rolle einzunehmen. Wir werden entmutigt, unseren Teilen gegenüber eine Führungsrolle einzunehmen.

Die Reise zum Selbst

Um Ihnen dabei zu helfen, die Möglichkeit in Erwägung zu ziehen, dass das, was Sie über sich selbst gelernt haben, falsch ist, erzähle ich Ihnen kurz meine eigene Reise zu dieser Schlussfolgerung. Als ich in den späten Siebzigern anfing, als Therapeut zu arbeiten, hatte ich die Vorstellung, ich müsse meinen Klienten wesentliche Erkenntnisse oder Ratschläge vermitteln. Die Tatsache, dass sie Probleme hatten, bedeutete für mich, dass ihnen etwas fehlte; und sie bezahlten mich dafür, dass ich es ihnen lieferte. Außerdem hatte ich von der Kultur ein zynisches Bild des Menschen – und meiner selbst – übernommen: als im Wesentlichen egoistisch und von Angst getrieben. Und durch meine klinische Ausbildung hatte ich ein Bild des Menschen als eine Sammlung von Diagnosen. Obwohl ich flüchtige Blicke darauf geworfen hatte, war ich der Möglichkeit eines Selbst gegenüber nicht aufgeschlossen. Wie viele andere junge Leute in den Sechzigern hatte ich mit Meditation experimentiert, um kurzzeitig Ruhe von meiner inneren Kakophonie zu bekommen. Während ich auf mein Mantra konzentriert war, wurde mein Geist still. Ich spürte andere Dimensionen meiner selbst, ohne eine Erklärung dafür zu haben. Außerdem war ich Sportler und hatte auf dem Football- oder Basketballfeld hin und wieder diesen köstlichen Flow-Zustand erlebt, in dem mein Geist still war und mein Körper sich nicht irren konnte. Wie die meisten Menschen war ich jedoch hauptsächlich damit beschäftigt, Möglichkeiten zu finden, um mit den unterschwelligen Gefühlen der Wertlosigkeit umzugehen, die meine Psyche durchdrangen. Ich glaubte den inneren Stimmen, die mir sagten, ich sei von Grund auf faul, dumm und egoistisch. Das war meine Vorstellung davon, wer ich wirklich war.

Wissen über das Selbst erlangte ich später in meiner Karriere als Therapeut, als ich Zeuge davon wurde, was mit meinen Klienten passierte, wenn sie mit meiner Hilfe ihre inneren Welten erforschten. Zu jener Zeit, in den frühen Achtzigern, war ich ein eifriger Familientherapeut. Ich glaubte, die Familientherapie habe den Heiligen Gral gefunden, indem sie systemisches Denken nutzte, um Familienstrukturen zu verstehen und zu verändern. Wie die meisten Familientherapeuten jener Zeit hatte ich wenig Interesse an meinem eigenen innerpsychischen Leben oder dem meiner Klientinnen. Ich dachte, nach innen zu schauen sei nicht nötig, wenn man Menschen doch nur dazu bringen musste, ihre Beziehungen zu anderen Familienmitgliedern zu verändern, um ihre Probleme zu lösen. Meine Klienten kooperierten jedoch nicht. Ich erlitt, wie Thomas Huxley (ein Biologe aus dem 19. Jahrhundert) es nannte, »das Erlegen einer wunderschönen Hypothese durch eine hässliche Tatsache«. Tatsache war: Egal, wie gut die familiären Beziehungen reorganisiert wurden, das Innenleben der Menschen hatte immer noch enorme Macht über sie.

Aus dieser Frustration heraus fing ich an, meine Klientinnen und Klienten zu befragen, welche Art Gefühle und Gedanken sie in ihren alten Bahnen festhielten. Zu dieser Zeit hatte ich einige Klienten, die von verschiedenen ihrer Persönlichkeitsanteile so sprachen, als ob diese »Teile« selbstständige Stimmen oder Unterpersönlichkeiten wären.

Zum Beispiel sprach eine Frau namens Anja von ihrer »pessimistischen Stimme« und ihrem »Kritiker«, die beide all ihre positiven Aktionen mit düsteren Gesängen über Versagen und Untergang begleiteten. Sie sagte, sie habe andere Stimmen, die sich mit diesen Propheten des Scheiterns stritten; und wieder andere, die sich einfach schämten und unfähig fühlten. Sie glaubte, dass die Scham und

Unfähigkeit die »wahre Anja« seien. Als Familientherapeut fand ich diese inneren Kämpfe hochinteressant. Auf die gleiche Art, wie ich vorher versuchte, Konflikte in Familien zu verändern, bat ich nun Anja und andere Klientinnen und Klienten, an diesen inneren Kämpfen zu arbeiten. Mit anderen Worten, ich konzentrierte mich auf Anjas Beziehung zu ihren Gefühlen und Gedanken.

Es machte den Anschein, dass Anja und viele andere Klientinnen tatsächlich dazu in der Lage waren, sich mit diesen Gedanken und Gefühlen zu unterhalten, als ob sie echte Persönlichkeiten wären. Ich bat Anja, ihre pessimistische Stimme zu fragen, warum sie ihr immer sage, alles sei hoffnungslos. Anja tat das, und zu meinem Erstaunen antwortete ihr die Stimme. Sie sagte ihr, alles sei hoffnungslos, damit sie keine Gefahr eingehe und verletzt würde. Sie versuche, sie zu beschützen. Das sah nach einer vielversprechenden Interaktion aus. Wenn dieser Pessimist wirklich eine gute Absicht hatte, konnte Anja vielleicht mit ihm verhandeln, sodass er seine Rolle veränderte. Aber Anja war nicht interessiert. Sie war wütend auf diese Stimme und sagte ihr, sie solle sie einfach in Ruhe lassen. Ich fragte Anja, warum sie so unhöflich zu dem Pessimisten ist. Sie setzte zu einer langen Schmährede an und beschrieb, wie diese Stimme jeden Schritt in ihrem Leben in eine große Hürde verwandelt habe. Da kam mir die Idee, dass ich nicht mit Anja sprach, sondern mit einem anderen ihrer Teile, der in ständigem Kampf mit dem Pessimisten lag. In einer früheren Unterhaltung hatte Anja mir von einem immerwährenden inneren Krieg berichtet: zwischen einer Stimme, die sie zu Leistung drängte, und dem Pessimisten, der ihr sagte, alles sei hoffnungslos. Anscheinend hatte sich dieser antreibende Teil eingemischt, während sie mit dem Pessimisten sprach.

Ich forderte Anja auf, sich der Stimme zuzuwenden, die so wütend auf den Pessimisten war. Sie sollte sie bitten, sich nicht in ihre Verhandlung mit ihm einzumischen. Und, wieder zu meiner Überraschung, war diese bereit, »zurückzutreten«. Von diesem Moment an verblasste die Wut, die Anja Sekunden zuvor noch so stark empfunden hatte. Als ich Anja fragte, was sie jetzt für den Pessimisten empfand, schien eine andere Person zu antworten. Mit ruhiger, liebevoller Stimme sagte Anja, sie sei ihm dankbar, dass er versuche, sie zu beschützen, und sie bedauere, dass er so schwer arbeiten müsse. Ihr Gesichtsausdruck und ihre Haltung hatten sich auch verändert. Sie entsprachen dem sanften Mitgefühl in ihrer Stimme. Von diesem Punkt an waren Verhandlungen mit dem Pessimisten einfach.

Ich probierte dieses Vorgehen des »Zurücktretens« mit verschiedenen anderen Klienten. Manchmal mussten wir zwei oder drei Stimmen bitten, sich nicht einzumischen, bevor der Zustand des Klienten sich so änderte wie bei Anja; aber in allen Fällen funktionierte es. Ich wurde ganz aufgeregt. Was, wenn Menschen erreichen könnten, dass extreme Stimmen allein dadurch zurücktreten, dass sie sie darum bitten? Nicht nur bei Verhandlungen mit anderen Teilen, sondern auch mit Familienmitgliedern, Vorgesetzten, egal wem? Was, wenn die Person, die übrig blieb, sobald die Teile zurückgetreten waren, immer so mitfühlend würde wie Anja und die anderen Klienten?

Wenn ich die Klientinnen und Klienten in diesem ruhigen, mitfühlenden Zustand fragte, welche Stimme oder welcher Teil jetzt da sei, gaben alle eine Abwandlung der folgenden Antwort: »Das ist kein Teil wie die anderen Stimmen. Das ist eher, wer ich wirklich bin – das ist mein Selbst.«

Der glückliche Zufall dieser Entdeckung in den frühen Achtzigern – dass meine Klienten eine sofortige und spontane Veränderung erfuhren, wenn ich ihnen half, sich von ihren extremen Gefühlen und Überzeugungen zu lösen – war sowohl verwirrend als auch faszinierend. In mehreren Fällen zeigten sie plötzlich eine Ich-Stärke, die ich niemals bei ihnen vermutet hätte. Manche dieser Klientinnen und Klienten hatten als Kinder nicht nur keine ausreichend gute Beelterung erfahren, sondern waren täglich gequält und vernachlässigt worden. Woher also konnten sie die Qualitäten haben, die sie nun hervorbrachten? Keinesfalls von den sie missbrauchenden Menschen, von denen sie als Kinder abhängig gewesen waren.

Ich begann die Annahmen der Entwicklungspsychologie und Lerntheorie in Frage zu stellen. *Ich fragte mich, ob es möglich ist, dass wir mit solchen Eigenschaften geboren werden? Und ob es unnötig ist, sie von unserer Umwelt zu bekommen? Wie war es möglich, dass die westliche Psychologie, Philosophie und die Religionen die menschliche Natur so gründlich unterschätzt hatten?* Erst nachdem ich diese Möglichkeit über Jahre mit einer großen Anzahl von Klientinnen und Klienten überprüft und immer wieder festgestellt hatte, dass sie spontan Eigenschaften des Selbst aufwiesen, sobald ihre Teile sich von ihnen lösten, konnte ich meinen eingefleischten Zynismus aufgeben. Ich gewann die aufregende Überzeugung, dass Menschsein viel mehr ist, als wir bislang gedacht hatten. Da ich in der westlichen Psychologie wenig fand, was diese optimistischen Beobachtungen unterstützt hätte, begann ich anderswo zu suchen. Ich stellte fest, dass die Art Selbst, auf die ich bei meinen Klienten gestoßen war, von verschiedenen spirituellen Traditionen in der ganzen Welt beschrieben wurde.

Das Geheimnis der Götter

Laut einer alten hinduistischen Legende überlegten die Götter vor langer Zeit, wo sie das Geheimnis von Frieden und Freude verstecken sollten. Sie wollten nicht, dass die Menschen es fänden, bevor sie bereit wären, es auch zu schätzen. Ein Gott sagte: »Lasst es uns auf dem höchsten Berg verstecken.« Ein anderer sagte: »Nein, dort würde es zu leicht und schnell gefunden werden.« Ein weiterer Gott schlug vor, es tief im dichtesten Wald zu verstecken, aber dieser Ort wurde aus demselben Grund abgelehnt. Nach vielen weiteren Vorschlägen und Ablehnungen sagte der weiseste Gott: »Versteckt es im menschlichen Herz. Es ist der letzte Platz, an dem sie suchen werden.« Die Götter stimmten alle zu, und so geschah es.

Diese Götter waren sehr weise. Der letzte Ort, an dem wir nach Frieden und Freude suchen, ist in uns selbst. Wir suchen überall sonst: in intimen Beziehungen, Karrieren, Reisen, im Konsum, bei Gurus, in Selbsthilfegruppen und in der Gnade Gottes im Himmel. Und doch gab es im Laufe der Jahrhunderte in verschiedenen Teilen der Welt Gruppen von Menschen, die nach innen geschaut und das von den Göttern versteckte Geheimnis entdeckt haben. Sie sind bekannt als die mystischen oder esoterischen Zweige aller Weltreligionen. (So wie er hier gebraucht wird, ist mit dem Begriff »esoterisch« nicht etwas Exotisches oder Abwegiges gemeint. Stattdessen geht er auf das griechische *esotero* zurück, was »weiter nach innen« bedeutet. Esoterische Traditionen haben im Gegensatz zu konventionellen, exoterischen Religionen mehr ins Innere des Menschen geschaut.) Obwohl diese Gruppen unterschiedliche Bilder benutzen, sagen sie alle dasselbe: Wir sind Funken der ewigen Flamme, Tropfen des göttlichen Ozeans, Manifestationen des absoluten Seinsgrunds. Aber weil wir nicht nach innen schauen, haben wir kaum eine Ahnung davon, wer wir wirklich sind. Sobald wir lernen, uns bewusst zu machen, wer wir wirklich sind, finden wir Frieden und Freude.

Während ich die Schriften einiger dieser esoterischen Schulen – unter anderem des Mahayana Buddhismus und Sufismus (Islam) – studierte, dämmerte mir langsam, dass ich zufällig einen einfachen Weg gefunden hatte, Menschen zu dem Bewusstseinszustand zu verhelfen, den diese Traditionen durch Meditation und andere Techniken zu erreichen versuchen: nämlich dadurch, dass ich so mit den Teilen der Menschen interagierte, dass sie den Personen erlaubten, sich von ihren Gefühlen und Überzeugungen zu separieren. Ich war über das Geheimnis der Götter gestolpert.

Wer ist da, wenn Sie zurücktreten?

Tatsächlich ähnelt der Vorgang, sich auf einen Teil von sich zu konzentrieren und ihn zu bitten, »zurückzutreten«, Formen der Meditation, bei denen Menschen ihre Gedanken als von sich getrennt betrachten und diese beobachten. Zu *Vipassana*, einer verbreiteten Form buddhistischer Meditation, gehört es beispielsweise, jeden Gedanken oder auftauchenden Gefühlszustand lediglich zu bemerken. Je mehr man wahrnimmt – zurücktritt –, statt zu den eigenen Gedanken oder Gefühlen zu werden, umso mehr entspannt man sich in das »Selbst« hinein, das nicht mit den eigenen Gedanken und Gefühlen identisch ist. Buddhistische Lehren nennen dies einen »Zustand der Leere« oder »Nicht-Selbst«. Was sie mit »reinem Gewahrsam« oder »kein Ego« bezeichnen, nenne ich »keine Teile«.

Die Kenntnis über diesen besonderen Ort in uns ist jedoch nicht auf östliche Traditionen beschränkt. Thomas Merton, einer der bedeutendsten christlichen Gelehrten und Schriftsteller des zwanzigsten Jahrhunderts sowie ein Verfechter des interkulturellen Dialogs, schrieb:

> *»Wenn wir in uns selbst eintreten, unser wahres Selbst finden, und dann weitergehen über unser inneres ›Ich‹*

hinaus, segeln wir voran in die ungeheure Dunkelheit, in der wir dem ›Ich bin‹ des Allmächtigen begegnen. Unser innerstes ›Ich‹ existiert in Gott, und Gott wohnt in ihm. Somit ist die christliche mystische Erfahrung nicht nur ein Wahrnehmen des inneren Selbst, sondern auch ein erfahrungsmäßiges Erfassen Gottes als in unserem inneren Selbst gegenwärtig.«[2]

Merton entwickelte die meditative Praxis des *zentrierendes Gebets*, welche vor allem aufgrund der Bemühungen Father Thomas Keatings unter westlichen Christen zu einer weit verbreiteten Praxis geworden ist. Keating war ebenfalls der Ansicht, dass »Gott und unser wahres Selbst nicht getrennt sind«[3]. Die Quäker nennen es das *Innere Licht*. Die Buddhisten nennen es *rigpa* oder *Buddha-Natur*. Hindus nennen es *Atman* oder das *Selbst*. Meister Eckhart nannte es den *Samen Gottes*. Für die Sufis ist es der *Geliebte* – der *innere Gott*.

Egal, ob Sie glauben, dass das in Ihnen Gott ist oder einfach eine höhere Bewusstseinsebene, es besteht Einigkeit zwischen Traditionen auf der ganzen Welt, dass ein solcher Ort in uns existiert und es nicht schwer ist, ihn zu erreichen. Die Worte, mit denen verschiedene Traditionen den Zustand des Selbst beschreiben – *innewohnende Weisheit, Mitgefühl, ein Gefühl von Freiheit, Leichtigkeit, Befreiung, Standfestigkeit, Klarsicht* –, sind einige der Eigenschaften, von denen meine Klientinnen und Klienten berichten und die sich zeigen, wenn ihre Teile zurücktreten und ihr Selbst freigesetzt wird. Menschen kennen diesen friedvollen Zustand, den ich das *Selbst* nenne, seit Jahrhunderten.

Aber dieser Zustand ist kein exklusives Feld spiritueller Entdecker. Auch andere nicht-spirituelle Praktiker haben erkannt, welchen Nutzen es bringt, wenn man den Lärm des Bewusstseins reduziert. Zum Beispiel fand Betty Edwards, Autorin von *Garantiert zeichnen lernen* heraus, dass Menschen in diesem Zustand viel besser zeichnen können, als sie für möglich gehalten hatten. W. Timothy Gallwey, der *Tennis – Das innere Spiel. Durch entspannte Konzentration zur Bestleistung* geschrieben hat, regte eine Vielzahl von Büchern an, die beschreiben, um wie viel erfolgreicher Sportler in diesem Zustand sind. Elmar und Alyce Green, die Entwickler des Biofeedbacks, fanden heraus, dass Menschen bemerkenswerte Kontrolle über physiologische Prozesse erreichen können, die sie für nicht beeinflussbar gehalten hatten. Das war möglich, wenn sie in einem Zustand der Theta-Gehirnwellen waren, das heißt, in tiefer Entspannung und reich an inneren Bildern. Diese Entdeckung brachte Eugene Peniston dazu, chronische Alkoholiker darin zu trainieren, den Theta-Zustand zu erreichen. Das Ergebnis war, dass diese Alkoholiker aufhörten zu trinken. Dies eröffnete dem Biofeedback-Training ein großes Feld der Behandlung verschiedener Störungen. Der Forscher Mihály Csíkszentmihályi hat diesen Zustand »Flow« genannt. Er fand heraus, dass er charakteristisch ist für die Erfahrung unterschiedlichster kreativer Menschen und solcher, die Höchstleistungen vollbringen.

So scheint es also klar, dass dieser achtsame Zustand des Selbst nicht nur ein friedlicher Ort ist, von dem aus man die Welt betrachten oder den man aufsuchen kann, um sie hinter sich zu lassen. Er hat auch heilende, kreativitäts- und leistungssteigernde Qualitäten. Wenn meine Klienten diesen Zustand des Selbst erreichten, betrachteten sie ihre Teile nicht einfach passiv. Sie begannen aktiv mit ihnen zu interagieren, und zwar in heilender und kreativer Weise. Anja und die anderen begannen eine Beziehung mit ihren Teilen einzugehen – auf eine Art, die die Teile anscheinend brauchten. Mitgefühl, Klarsicht und Weisheit tauchten auf, und die Klientinnen und Klienten nutzten sie, um ihre inneren

Persönlichkeiten kennenzulernen und für sie zu sorgen. Anjas Pessimist beispielsweise musste von ihr hören, dass er sie nicht mehr auf diese Weise zu schützen brauchte, obwohl es durchaus eine Zeit gegeben hatte, in der sie sehr verletzt worden war und sich hatte zurückziehen müssen. Teilpersönlichkeiten wie dieser Pessimist stecken – wie innere Opfer von Traumata – in der Vergangenheit fest, ihre Psyche noch immer erstarrt in einer Zeit der Not. Andere Teilpersönlichkeiten wollen gehalten, getröstet, geliebt werden oder brauchen es, dass man ihnen zuhört. Es ist uns zur Gewohnheit geworden, Teile zu bekämpfen und loswerden zu wollen, sodass wir keine Ahnung haben, wer sie wirklich sind.

Das Erstaunlichste war: Sobald sie im Selbst waren, wussten die Klienten anscheinend, was sie sagen oder tun mussten, um den einzelnen inneren Persönlichkeiten zu helfen. Mit der Zeit wurde mir klar, dass ich ihnen nicht beibringen musste, wie sie sich jeweils gegenüber diesen Gedanken und Emotionen, die sie Teile nannten, verhalten sollten. Entweder sie begannen automatisch das zu tun, was ein Teil brauchte, oder sie stellten Fragen, die dazu führten, Wege zu finden, dem Teil zu helfen. Meine Aufgabe bestand hauptsächlich darin, ihnen zu helfen, im Selbst zu bleiben und mich dann herauszuhalten, wenn sie selber zu Therapeuten für ihre innere Familie wurden.

Die Person in Selbstführung

Ich stellte auch fest, dass die Klientinnen und Klienten, wenn sie Zugang zu ihrem Selbst hatten, sich nicht nur ihren inneren Teilen gegenüber anders verhielten, sondern auch gegenüber den Menschen um sie herum. Bevor sie mit der IFS-Arbeit begannen, hatten die meisten Klienten anscheinend Teile, die ihrem Selbst die

Führung in der äußeren Welt nicht zutrauten. Weil sie glaubten, das System schützen zu müssen, sprangen diese Teile ein, um mit äußeren Situationen umzugehen. Sie sind wie Kinder, die zu früh erwachsen werden müssen, weil sie sich nicht darauf verlassen können, dass ihr Elternteil lebenstüchtig ist. Daher nehmen sie tapfer die Verantwortung für das Wohlergehen der Familie auf sich, was ihre Fähigkeiten übersteigt.

Als sich dies veränderte – als die beschützenden Teile begannen, dem Selbst des Klienten die Führung in der äußeren Welt zuzutrauen –, wurden die Beziehungen meiner Klienten harmonischer; oder die Klienten fanden den Mut, Beziehungen zu verlassen, die ausbeuterisch waren. Sie reagierten in Krisen weniger abwehrend und wurden seltener von emotionalen Ereignissen überwältigt, die sie sonst fertiggemacht hatten. Sie sagten, der Unterschied wäre, dass sie in solchen Situationen wüssten, es sei nur ein *Teil* von ihnen, der sich so aufrege, aber nicht sie insgesamt. Anstatt mit dem Teil zu verschmelzen, bemerkten sie ihn und versuchten dann, ihn zu trösten. Es gelang ihnen nicht immer, ihn zu beruhigen. Doch allein das Bewusstsein, dass nicht sie selbst der Teil waren, half ihnen dabei, die Ruhe im Sturm zu bewahren. Sie konnten abwarten, dass er sich legte, sicher in dem Bewusstsein, dass ihr Selbst wiederauftauchen und die Sonne wieder scheinen würde.

Sobald Sie Ihr eigenes Selbst kennengelernt haben, können Sie auch spüren, wann in den Menschen um Sie herum ein gewisses Maß an Selbst präsent ist und wann nicht. Eine Person in Selbstführung ist leicht zu erkennen. Um einen Witz umzuformulieren: Sie bekommen den Eindruck, dass »die Lichter an sind und jemand zu Hause ist«. Andere beschreiben eine solche Person als offen, sicher, tolerant – als jemanden mit Präsenz. Sie fühlen sich sofort wohl in Gesellschaft einer Person, die in Selbstführung ist. Sie fühlen dann, dass Sie sich entspannen und Ihr eigenes Selbst zulassen können, ohne Angst haben zu müssen. Über so jemanden sagt man oft: »Ich mag ihn, weil ich ihm nichts vormachen muss – bei ihm kann ich ich selbst sein.« Am Blick, an der Stimme, an der Körpersprache und Ausstrahlung merken die Leute, dass sie mit jemandem zusammen sind, der authentisch, zuverlässig und bescheiden ist. Sie werden von der Lebenslust und Hilfsbereitschaft der Person angezogen, die keine Selbstdarstellung nötig hat oder Hintergedanken verfolgt. So jemand muss auch nicht durch moralische oder gesetzliche Regeln gezwungen werden, das Richtige zu tun. Er oder sie besitzt natürliches Mitgefühl und möchte die Bedingungen menschlichen Daseins aus dem Bewusstsein heraus verbessern, dass wir alle miteinander verbunden sind.

Wann immer ich eine Person in Selbstführung beschreibe, fühlen sich Teile von mir angesprochen, die sich unzureichend fühlen. Während es Zeiten gibt, in denen ich manche der Selbstführungsqualitäten verkörpern kann, sind die Zeiten häufiger, in denen ich meilenweit davon entfernt bin. Ich glaube, das ist einer der Fehler, den einige institutionalisierte Religionen machen. Sie verehren eine heilige Person als Vorbild zur Nachahmung, aber sie geben wenig praktischen Rat, wie man dies erreichen kann, außer durch Willensstärke oder Gebet. Dadurch fühlen sich die Menschen chronisch minderwertig und werden wütend auf ihre Gefühle und Gedanken, die nicht so hoch entwickelt sind.

Um nicht in diese Falle zu tappen, ist es wichtig, sich daran zu erinnern, dass sehr wenige Menschen immer und vollständig in Selbstführung sind. Auf den verschlungenen Pfaden des Lebens werden wir alle in unterschiedlichem Ausmaß zurückgewiesen, gedemütigt, verlassen und traumatisiert. Wir alle haben ein Reservoir von Schmerz und Scham in uns und entwickeln Schutzmechanismen, die von unserer Kultur noch verstärkt werden. Wir alle lernen, unserem Selbst zu misstrauen und eine Reihe von Masken aufzusetzen. Bis dieses Reservoir vollständig ausgetrocknet und unsere Beschützer vollkommen entspannt sind, wird unsere Selbstführung im besten Falle flüchtig sein. Wir kommen nach und nach in Selbstführung und sammeln Momente von innerem und äußerem »Flow«. Mit der Zeit merken wir, dass wir nicht vernichtet werden, wenn wir unsere Herzen im Angesicht der Wut offen halten; oder dass die Welt nicht untergeht, wenn wir aufhören, uns ständig Sorgen zu machen. Wir merken, dass wir verletzte innere Kinder trösten können, statt von ihnen überwältigt zu werden oder sie in die innere Verbannung schicken zu müssen. Margery Williams hilft uns in ihrem Kinderbuch *Der kleine Schmusehase* mit dieser Langzeitperspektive:

> *»Was bedeutet ECHT?«, fragte der kleine Schmusehase eines Tages, …*
> *»Geschieht es alles auf einmal, wie wenn man aufgezogen wird?«, fragte der Hase. »Oder Stück für Stück?«*
> *»Es geschieht nicht alles auf einmal«, antwortete das Rollpferd. »Echt wird man allmählich. Es dauert sehr lange. Deshalb passiert es selten einem Spielzeug, das leicht zerbricht oder scharfe Kanten hat oder mit dem man sehr vorsichtig umgehen muss. Wenn du irgendwann echt wirst, ist normalerweise fast dein ganzes Fell schon weggeliebt, deine Augen fallen ab und deine Gelenke sind ganz locker und du bist schäbig. Aber das macht alles überhaupt nichts. Denn sobald du echt bist, kannst du nicht hässlich sein. Nur für Leute, die es nicht verstehen.«*[4]

Das IFS-Modell stellt einen Weg zur Verfügung, auf dem man »echter« werden kann, einen Weg in Richtung zunehmender

Selbstführung. IFS hilft Ihnen zu lernen, weniger zerbrechlich zu sein, Ihre scharfen Kanten abzurunden und weniger vorsichtig mit sich umgehen zu müssen. Es ist nicht immer ein einfacher und schneller Weg, aber die meisten Menschen fühlen sich viel besser, lange bevor ihr »Fell« weggeliebt wurde und ihre Augen abfallen. Außerdem wissen sie, sobald sie in Selbstführung sind, dass sie gar nicht hässlich sein können. Dann können sie auch den Teilen helfen, die ihnen das Gefühl geben, hässlich zu sein.

Die wenigsten Leute kommen jedoch zu mir auf der Suche nach mehr Selbstführung. Sie kommen, weil sie Probleme haben. Probleme mit Menschen oder Situationen oder mit ihren Gefühlen, Gedanken oder Symptomen. Während sie sich auf den Weg zu ihrem Selbst machen und die mit Schwierigkeiten einhergehenden verstrickten inneren Beziehungen entwirren, entdecken sie, dass nicht nur die Probleme eine Verbesserung erfahren, deretwegen sie die Therapie aufgesucht haben, sondern dass sich zusätzlich ihre gesamte Weltsicht und ihr Wirken in der Welt verbessern. Sie haben mehr Selbst in ihrem Leben.

Die Qualitäten des Selbst

Lassen Sie uns weiter erkunden, was das Selbst ist. Wie bereits besprochen, stimmen die esoterischen Traditionen der Welt darin überein, dass ein derartiger Zustand in uns existiert. In vielen dieser Traditionen gibt es allerdings auch Hinweise darauf, dass Sprache ein unzulängliches Mittel ist, um die Vorstellung des Selbst auszudrücken. Dennoch: Da verschiedene Menschen ähnliche Erfahrungen beschreiben und in diesem Zustand ähnliche Qualitäten an den Tag legen, können wir einiges über diese Erfahrungen und Eigenschaften mitteilen. Zur Klarheit sollte unterschieden werden zwischen dem, was Menschen bei der Meditation berichten – während sie mit dem Ozean verschmelzen –, und wie Menschen sind, wenn ihr Selbst die Führung im Alltag übernimmt – während sie wie eine einzelne Welle des Ozeans sind. Es ist dieser ozeanische Zustand, der so schwierig zu beschreiben zu sein scheint. Menschen berichten, dass sie sich fühlen, als ob sie keine Grenzen hätten, eins mit dem Universum wären und ihre Identität als ein eigenständiges Wesen verlören. Dieser Zustand wird von einer Empfindung der Weite in Körper und Geist begleitet, die eine Erfahrung absoluter Harmonie mit Augenblicken der Seligkeit sein kann.

Oft fühlt man eine pulsierende Energie oder Wärme, die durch den Körper fließt, und empfindet eine Art Licht in sich oder um sich herum. Wenn sie ihre meditative Praxis vertiefen, stoßen Menschen auf verschiedene Ebenen und Stadien, die von den verschiedenen esoterischen Traditionen untersucht und dargestellt worden sind. Meine Absicht ist hier weniger, Sie mit diesen ätherischen Gefilden bekannt zu machen, als vielmehr, Sie darin zu unterstützen, mehr Bewusstheit, Weite und Energie in Ihre täglichen Aufgaben und Beziehungen zu bringen. Welche Eigenschaften entfalten und erwähnen Menschen, wenn sie in dieser Welt leben und dennoch im Kontakt mit sich selber bleiben? Was sind die Merkmale von Selbstführung?

Die abschließende Antwort auf diese Frage kenne ich nicht. Nachdem ich Menschen zwanzig Jahre lang dabei unterstützt habe, mehr Selbstführung zu erreichen, kann ich Auskunft darüber geben, welche Eigenschaften meine Klientinnen und Klienten aufweisen, wenn sie zunehmend im Selbstzustand sind. Als ich verschiedene Eigenschaftsworte durchging, die meine Beobachtungen beschreiben, stieß ich immer wieder auf Worte mit dem Anfangsbuchstaben C *(im Englischen, Anm. d. Übers.)*, sodass wir jetzt die acht »Cs« der Selbstführung durchgehen werden: Ruhe (calmness), Klarheit (clarity), Neugierde (curiosity), Mitgefühl (compassion), Zuversicht (confidence), Mut (courage), Kreativität (creativity) und Verbundenheit (connectedness).

Ruhe (calmness)

Die Selbstführung ist begleitet von einem umfassenden Gefühl körperlicher und geistiger Ruhe. Viele Menschen, vor allem wenn sie traumatisiert wurden, erleben eine andauernde Spannung in ihrem Körper – ähnlich einer straff gespannten Saite, die sie überwachsam und unruhig macht. Falls es Ihnen genauso geht, lässt dieser Zustand körperlicher Erregung Sie anderen Menschen gegenüber überreagieren und verhindert wirkliche Entspannung. Ihr Bewusstsein spiegelt diesen Erregungszustand mit umherspringenden Gedanken und Impulsen wider – um eine buddhistische Metapher zu gebrauchen, wie »ein hyperaktiver oder betrunkener Affe«.

Während Sie in Ihr Selbst kommen, werden Sie erleichtert sein, viel weniger körperliche und geistige Aktivierung zu spüren. Eine Folge kann sein, dass Sie weniger automatisch und extrem auf Ihre Umgebung reagieren. Durch das zunehmende Vertrauen in die Handlungskompetenz des Selbst werden die Affen in Ihrem Kopf friedlicher und genießen das Gefühl, zunehmend frei zu sein von Sorgen und Verantwortung. Bei Ärger lassen Sie sich nicht mehr von den üblichen Kampf-, Flucht- oder Totstellreflexen überwältigen und bewahren stattdessen inneren Gleichmut. Es gibt viele Menschen, die äußerlich ruhig erscheinen, aber innerlich vor Aktivität und Unruhe rasen. Sie sind es gewohnt, Sorgen und Nöte hinter einem ruhigen, bedächtigen Äußeren zu verbergen – aber dieser Zustand heißt eher erstarrt sein, nicht ruhig sein.

Das bedeutet nicht, dass Menschen in Selbstführung in einem Buddha-ähnlichen Zustand heiterer Losgelöstheit umherwandeln. Sie befinden sich genauso wie jeder andere auch auf der Achterbahn des Lebens. Es bedeutet nur, dass sie die Fahrt, auf der sie sich früher festklammern mussten, jetzt zunehmend als interessant und manchmal als schmerzhaft oder freudvoll erleben. Waren sie bisher völlig von ihren Gefühlen absorbiert oder von ihnen abgeschnitten, erleben sie die Wogen der Emotionen jetzt aus einem ruhigen Zentrum heraus, das nie völlig weggespült werden kann – das Zentrum des Wirbelsturms.

Klarheit (clarity)

Ich definiere Klarheit als die Fähigkeit, Situationen ohne Verzerrung durch extreme Überzeugungen und Gefühle wahrzunehmen; Situationen also mit den Augen des Selbst zu sehen. Als jemand, der ausgiebig mit Essstörungspatientinnen gearbeitet hat, habe ich gesehen, wie stark Persönlichkeitsanteile unsere Wahrnehmung beeinflussen können. Wenn eine anorektische Klientin in den Spiegel schaut, sieht sie tatsächlich eine dicke Person. Das ist nur ein extremes Beispiel verzerrter Wahrnehmung. Erinnern Sie sich daran, als Sie in jemanden verknallt waren. Vielleicht wurden Sie blind für offensichtliche Warnsignale. Wenn dieser Mensch sich dann verletzend verhielt, haben Sie wahrscheinlich nur noch seine Fehler gesehen und sich gefragt, was Sie jemals an ihm mochten. Eine überlieferte Geschichte verdeutlicht dies gut:

Ein Mann, der seine Axt vermisste, verdächtigte den Sohn seines Nachbarn. Der Junge lief wie ein Dieb herum, sah wie ein Dieb aus und sprach wie einer. Kurz darauf fand der Mann seine Axt wieder, als er im Tal beim Graben war. Als er das nächste Mal den Sohn seines Nachbarn traf, sprach, lief und sah der Junge für ihn wie jedes andere Kind aus.

Mit anderen Worten: Nur selten nehmen wir andere Menschen oder Situationen offen und unvoreingenommen wahr. Wir ziehen schnell und automatisch Schlussfolgerungen, die auf vorangegangenen Erfahrungen oder aktuellen Bedürfnissen gründen. Wie das Sprichwort sagt: »Für einen Mann mit einem Hammer sieht alles wie ein Nagel aus.«

Klaus, einer meiner Klienten, wollte unbedingt heiraten. Ein Teil von ihm überprüfte sofort jede Frau, die er traf, ob sie als mögliche Ehepartnerin in Betracht käme. Außerdem hatte Klaus das Gefühl, seine Mutter habe ihn sehr früh zurückgewiesen, sodass ein beschützender Teil jede mögliche Partnerin auf ihre Ähnlichkeit mit seiner Mutter (was Gefahr bedeutete) hin taxierte. Klaus hatte zudem immer gehofft, von seiner Mutter akzeptiert zu werden. Daher wünschte sich ein anderer Teil, dass die potenzielle Partnerin wie Mama sei, und ließ Klaus andere mögliche Partnerinnen unattraktiv finden. Jede Frau, die er traf, betrat ahnungslos sein Radarsystem mit den gegensätzlichen Rastern, und ihre Vorzüge wurden entsprechend verzerrt oder übersehen. Die Frauen, mit denen er ausging, beschwerten sich über die vielen widersprüchlichen Botschaften, und dass er sie nicht wirklich sah. Sie hatten recht.

Um diese Frauen besser kennenlernen zu können, müsste Klaus diese Teile und ihre Projektionen zurücktreten lassen und aus sich – seinem Selbst – heraus die Frauen erleben. Wenn das möglich wird, haben wir eine Perspektive, die Buddhisten »Anfängergeist« (Beginner's Mind) nennen. Eine Sicht, die viele Möglichkeiten enthält, weil keine Vorurteile oder Projektionen wirksam werden. Im Gegensatz dazu ist der Geist eines Experten überflutet von Annahmen, die die Wahrnehmung und Möglichkeiten begrenzen. Unsere Teile halten sich, was die Welt angeht, oft für Experten. Das Selbst hat immer ein Anfängerbewusstsein.

Neugierde (curiosity)

Das Anfängerbewusstsein birgt nicht nur eine Vielfalt von Möglichkeiten in sich, es ist auch voller Neugier auf die Welt. Wenn wir nicht vorschnell urteilen, sind wir ständig neugierig. Wie ein Kind in seiner Wissbegier sind wir voll reinem Interesse für Menschen und ihre Verhaltensweisen. Wenn jemand wütend auf uns ist und unsere Haltung dabei nicht von Gefühlen überschattet wird, die mit ähnlichen früheren Erfahrungen zusammenhängen, werden wir neugierig auf den Ärger. Wenn wir danach fragen, wird die Person keine Furcht oder Verurteilung in unserer Frage spüren, nur unschuldiges Interesse.

Diese Art der Neugier ist der Kern des IFS-Ansatzes. Auf diese Weise bezieht sich das Selbst nicht nur auf Menschen, sondern auch auf innere Stimmen. Wenn wir es schaffen, uns ohne Wertung auch für unsere verpöntesten inneren Dämonen (wie Verachtung, Rassismus und Selbsthass) zu interessieren, erleben wir diese inneren Zwiegespräche als erhellend und verwandelnd. Buddhisten nennen diese Art der unangestrengten, offenen Neugier unseren inneren Aktivitäten gegenüber »Achtsamkeit«. In vielen buddhistischen Übungen geht es darum, mehr Achtsamkeit zu erlangen.

Diese Art reiner, argloser Neugierde ist entwaffnend. Menschen und Teile in uns spüren, dass sie sich nicht länger schützen müssen, weil sie begreifen, dass wir nur beabsichtigen, sie zu verstehen. Da sie normalerweise nichts anderes wollen als verstanden zu werden, gibt es für sie keinen Grund mehr, ärgerlich oder defensiv zu bleiben. Stattdessen erzählen sie gerne ihre Geschichte und sind froh, sich von einer Person wahrgenommen zu fühlen, die nicht versucht, sie zu verändern. Das ist das, was in diesem Buch mit dem Begriff »Bezeugen« (witnessing) gemeint ist – eine Person oder einen Teil befragen und anhören, mit echter Neugierde und der Absicht, die nun folgende Eigenschaft zu erreichen: Mitgefühl.

Mitgefühl (compassion)

Wenn Ihre Haltung gegenüber anderen Menschen nicht von Teilen verzerrt ist, die diese fürchten oder brauchen, werden Sie auch nicht so sehr von deren Art, sich zu schützen, beeinflusst. Dann kann Ihre Neugier Sie dahin bringen, hinter den Ärger oder die Reserviertheit Ihrer Teile zu blicken und von den Verletzungen zu erfahren, die die Teile abschirmen.

Um zu verdeutlichen, was mit Mitgefühl gemeint ist, will ich es mit Mitleid und Einfühlung/Empathie vergleichen. Beim Mitleid erleben Sie, dass jemand leidet, und er tut Ihnen leid; aber irgendwo in Ihnen ist ein Teil, der froh ist, nicht die betreffende Person zu sein. Ihr Geist ist mit Erklärungen beschäftigt, warum Sie nicht die Fehler machen würden, die beim anderen zu dessen Leid geführt haben. Mitleid schließt eine schützende Distanzierung und Herablassung mit ein. Was Sie für den Leidenden fühlen, geht von einem ganz anderen Ort aus, von Getrenntheit.

Wenn Sie sich einfühlen, identifizieren Sie sich mit dem Schmerz des Leidenden. Sie besitzen ein gewisses Maß an Selbstwahrnehmung und wissen, dass Sie einen Teil haben, der auf die gleiche Weise leidet. In gewisser Weise ist diese Person wie Sie. Einfühlung öffnet Ihr Herz und ruft ein starkes Bedürfnis hervor, der Person zu helfen. Die Gefahr bei der Einfühlung ist jedoch, dass Sie sich zu sehr identifizieren und unter Druck geraten, den anderen von seinem Elend befreien zu wollen. Sie können Ihren eigenen Schmerz nicht aushalten, sodass Sie auch das Elend des anderen nicht ertragen können. Oder – als weitere mögliche Reaktion auf eine zu starke Einfühlung – distanzieren Sie sich von dem anderen, weil dessen Schmerz Ihnen zu sehr wehtut.

Wenn Sie Mitgefühl empfinden, sehen Sie einen Menschen leiden und fühlen sich in ihn ein, wissen aber, dass dieser ein Selbst hat, das – einmal freigesetzt – seine Not lindern kann. Wenn Menschen ihr eigenes Leid mildern, lernen sie, ihrem Selbst zu vertrauen. Und sie lernen aus den Erfahrungen, die sie durch das Leiden machen. Mitgefühl führt dazu, das Möglichste zu tun, um die Freisetzung des Selbst bei anderen zu fördern, statt zu deren Heiler zu werden. Bei dieser Art von Mitgefühl können Sie offenen Herzens mit Leidenden zusammen sein, ohne den Drang zu verspüren, sie zu ändern oder sich von ihnen zu distanzieren. Eine solche Selbstpräsenz setzt oft deren eigenes Selbst frei. (Es gibt natürlich Situationen, in denen das Selbst des anderen nicht frei werden kann, zum Beispiel wenn jemand von körperlichem Schmerz oder Krankheit überwältigt wird. In diesen Situationen besteht die mitfühlende Haltung darin, sich zunächst mit diesem Zustand zu beschäftigen – in der Absicht, durch Entlastung mehr Selbstführung zu erreichen.)

Mit Ihrer zunehmenden Selbstführung – das heißt, sich immer mehr des Ozeans bewusst zu werden, nicht nur der Wellen – verringert sich außerdem das Gefühl der Trennung zwischen Ihnen und anderen. Mit wachsender Wertschätzung für unsere gegenseitige Verbundenheit entsteht automatisch der Wunsch, sowohl Menschen zu helfen, die leiden, als auch denen, die Leid verursachen. Dieser Wunsch entspringt dem intuitiven Verständnis, dass das Leiden anderer Sie betrifft, weil Sie auf einer gewissen Ebene der andere sind. (Für die meisten Menschen ist das kein bewusster Gedanke – sie fühlen sich lediglich dazu hingezogen, etwas »Sinnvolles« mit ihrem Leben anzufangen.) Diese Zeilen eines Gedichtes des buddhistischen Mönches Thich Nhat Hanh drücken das Mitgefühl aus, das aus dem Bewusstsein der Verbundenheit entsteht:

Ich bin das Kind aus Uganda, nur Haut und Knochen,
mit Beinchen so dünn wie Bambusstöcke;
und ich bin der Waffenhändler,
der todbringende Waffen nach Uganda verkauft.

Ich bin das zwölfjährige Mädchen,
Flüchtling in einem kleinen Boot,
das von Piraten vergewaltigt wurde
und nur noch den Tod im Ozean sucht;
und ich bin auch der Pirat –
mein Herz ist noch nicht fähig, zu erkennen und zu lieben.
[…]

Bitte nenne mich bei meinen wahren Namen,
damit ich erwache,
damit das Tor meines Herzens
von nun an offensteht –
das Tor des Mitgefühls.[5]

Zuversicht (confidence)

Ein Grund, warum Menschen in Selbstführung angesichts von Ärger ruhig und klar bleiben, ist ihr Vertrauen darauf, dass ihr Ärger nicht bedeutet, dass sie schlecht sind oder dauerhaften Schaden davontragen werden – unabhängig davon, was die Gegenpartei behauptet. Wir verhalten uns nicht abwehrend, weil jemand uns angreift, sondern weil der Angriff unsere inneren Kritiker provoziert, die dann die Wertlosigkeit und den Schrecken wiederbeleben, die wir als Kinder angesammelt haben. Jede Missachtung in der Gegenwart löst in uns ein Echo ähnlicher unangenehmer Erfahrungen aus, die wir in der Vergangenheit gemacht haben. Wir fürchten nicht die gegenwärtigen Ereignisse; es ist der nicht endende Nachhall früherer Erlebnisse, der uns Schrecken einjagt. Wir haben vor jedem Ereignis Angst, das unsere schlimmsten Befürchtungen über uns selbst bestätigt.

In dem Maß, in dem Menschen ihre verletzlichen Teile heilen, können ihre inneren Kritiker nachgeben und ihre Verteidigungsmechanismen lockern sich. Sie erleben dadurch Selbstvertrauen, dass ihr Selbst diese Teile geheilt und seine Fähigkeit bewiesen hat, sie zu beschützen oder zu trösten, wenn sie wieder verletzt wurden. Dann werden sie weniger anfällig für die entsprechenden Auslöser, weil diese nicht länger ein inneres Echo früherer Verletzungen freisetzen. Stattdessen reagieren sie auf die gegenwärtige Situation – die durchaus Bedrohung oder Schmerzen mit sich bringen kann – in dem Vertrauen, dass sie mit was immer passiert umgehen können. Ohne Überreaktion treffen sie Maßnahmen, um sich zu schützen; und wenn sie in Auseinandersetzungen verletzt werden, kümmern sie sich im Anschluss um die betroffenen Teile.

Das Geschilderte unterscheidet sich sehr von unserer anerzogenen Gewohnheit, verletzte Teile abzuspalten unter dem Motto »Lass es los, schau nicht zurück, blick nach vorn, das Leben geht weiter!« Das Ergebnis dieser Haltung ist nicht nur, dass wir zunehmende Lasten an Leid ansammeln, sondern auch, dass wir die verletzten kindlichen Teile in uns im Stich lassen und isolieren, anstatt sie zu fördern. Das führt zu vermindertem Vertrauen in das Selbst, zu wachsender Verwundbarkeit gegenüber den Fallstricken und Pfeilen um uns herum und folgerichtig zu einer wachsenden Abwehrhaltung sowie dem Gefühl, ein getrenntes, isoliertes und einsames Geschöpf zu sein.

Zuversicht hat eine weitere Bedeutung in Bezug auf das Selbst. Mit dem Wissen, dass wir ein Teil des Ozeans sind und nicht nur eine isolierte Welle, entsteht so etwas wie ein Gefühl von Gnade. Gnade ist schwer zu erklären. Im Christentum wurde sie traditionellerweise als ein Geschenk oder Segen Gottes betrachtet. In diesem Buch ist sie verbunden mit dem Vertrauen darauf, dass – wie ein Klient sagte – »ich geliebt werde und Liebe bin. Egal, wie schlecht die Lage aussieht, es ist alles in Ordnung und wird sich so entwickeln, wie es soll.« Mit dieser Art des Vertrauens in unser Gesegnetsein entwickelt sich eine Offenheit für die Schönheit der Welt und der Wunsch, diese Schönheit in jedem Augenblick aufzunehmen. Wenn dieses Vertrauen fehlt, ist es schwer, lange genug im Hier und Jetzt zu bleiben, um die Schönheit wahrzunehmen, weil sich dann alle Aufmerksamkeit auf die Sorge ums Überleben und auf äußere Anerkennung richtet.

Menschen mit dieser Art von Vertrauen sind charismatisch (noch ein Wort, das mit C beginnt); nicht im Sinne von auffallend, klug oder kraftvoll, sondern so, wie die Griechen das Wort ursprünglich benutzten: »das Geschenk der Gnade haben«. Menschen in Selbstführung besitzen das Charisma der Authentizität.

Mut (courage)

Der berühmte amerikanische Anwalt und Bürgerrechtler Clarence Darrow sagte einmal: »Das Menschlichste, was wir tun können, ist, die Betrübten zu trösten und die Sorgenfreien zu betrüben« (to comfort the afflicted and afflict the comfortable). Das Selbst hat den Mut, beides zu tun.

Man könnte annehmen, dass die wohlwollende »Es ist alles in Ordnung«-Haltung des Selbst zu einer unbeteiligten Passivität und Akzeptanz der Ungerechtigkeiten des Lebens führt – aber das entspricht nicht der Natur des Selbst. Die Klarheit des Selbst macht es Menschen schwer, Ungerechtigkeit zu leugnen und Leiden zu ignorieren. Das Mitgefühl des Selbst führt dazu, dass Menschen Widerstand gegen Tyrannei leisten und für die Unterdrückten kämpfen. Die Botschaften des Selbst bringen den Hoffnungslosen Hoffnung. Die Energie des Selbst sickert durch die Ritzen in den Schutzmauern des Tyrannen und zerstört sie so allmählich.

Folglich bekämpfen Unterdrücker Menschen, bei denen sie irgendwelche Zeichen von Selbstführung erkennen. Täter wissen, dass Kontrolle auf diese Weise funktioniert. Daher berichten wirklich alle meine Klienten, die schwer sexuell missbraucht wurden, dass sie immer dann verbal oder physisch bestraft wurden, wenn sie Zeichen von Lebendigkeit, Spontaneität oder Unabhängigkeit zeigten. Infolgedessen lernten sie, ihr Selbst zu fürchten und es aus ihrem Körper zu vertreiben.

Statt Menschen passiv zu machen, haben Zuversicht und Gnade den gegenteiligen Effekt. Wenn wir Angriffe nicht mehr fürchten müssen, weil wir nicht so verwundbar sind und darauf vertrauen, dass wir mit den Konsequenzen umgehen können, fällt es leichter, mutig zu sein. Wenn wir wissen, dass jeder eine Welle desselben Ozeans ist, können wir der Ungerechtigkeit entgegentreten, ohne zu richten. Obgleich wir bisher die mitfühlende, nährende Seite des Selbst betont haben, ist es wichtig, sich klarzumachen, dass die Energie des Selbst auch kraftvoll und wehrhaft sein kann. In der Tat geht es bei Kampfkünsten darum, diese wehrhafte Seite des Selbst zu kultivieren.

Wir können stark sein, ohne zu richten, wenn uns bewusst ist, dass auch der Unterdrücker ein Selbst hat. Wie auch immer er oder sie sich verhält, es ist unser Anliegen, dieses Selbst hervorzulocken und nicht, ihn oder sie zu verurteilen. Wie Martin Luther King Jr. es formulierte:

> *»Wir müssen uns klarmachen, dass die Missetat des feindlichen Nachbarn, seine verletzenden Aktionen uns gegenüber, niemals alles sind, was ihn ausmacht. Auch in unserem ärgsten Feind findet sich ein Element von Güte.«*[6]

An anderer Stelle schrieb er:

> *»Wir müssen uns eingestehen, dass die negative Tat eines Feindes ihn nicht als vollständiges Individuum repräsentiert. Seine böse Tat steht nicht für sein ganzes Wesen. [...]*
> *Wenn wir erkennen, dass die böse Handlung unseres feindlichen Nachbarn nicht sein ganzes Wesen ist, entwickeln wir die Fähigkeit, ihn trotz seiner bösen Tat zu lieben.«*[7]

Mut bedeutet nicht nur, sich für die Entrechteten einzusetzen. Oft verlangt es mehr Mut, Schaden, den wir anderen zufügen, zu erkennen und eine Wiedergutmachung anzustreben. Klarheit hilft uns dabei, zu begreifen, was wir getan haben, und – falls wir Vertrauen haben – einzusehen, dass Fehler nicht bedeuten, wir seien grundsätzlich schlecht. Wir werden den Mut haben, den Geschichten anderer aufmerksam zuzuhören, uns aufrichtig zu entschuldigen und zu fragen, was wir tun können, um den Schaden wiedergutzumachen. Eine Person in Selbstführung hat nicht nur den Mut zu handeln, sondern übernimmt auch die Verantwortung für ihre Handlungen.

Wenn das Selbst meiner Klientinnen und Klienten auftaucht, zeigen sie immer deutlicher einen anderen Aspekt des Mutes: die Bereitschaft, sich ihrem Schmerz und ihrer Scham auszusetzen. Auf der Reise ins Innere gelangen sie oft an die bedrohlichsten Orte ihrer Psyche. Dort werden sie manchmal Zeugen vergangener Erlebnisse, deren Einfluss sie bislang zu minimieren oder die sie ganz zu vergessen versucht haben. Im Gegenzug führt dieses Bezeugen oft zu einer klareren Sicht auf wichtige Beziehungen in der äußeren Welt und zu der Entscheidung, diese zu verändern. Diese Veränderungen beinhalten manchmal ein finanzielles und emotionales Risiko. Es erfordert Mut, genau hinzuschauen; und Mut, anschließend zu handeln.

Kreativität (creativity)

Viele Wissenschaftler, Erfinder und Künstler berichten, dass ihre Inspirationen plötzlich und gänzlich aus der unbewussten Intuition heraus auftauchten und nicht Ergebnis der Anstrengungen ihres rationalen Denkens waren. Forscher, die versuchen, die menschliche Kreativität zu steigern, verwenden Techniken wie Biofeedback, um den mentalen inneren Lärm zu beruhigen und tiefere Bewusstseinszustände zu erreichen.[8] Wie die Schriftstellerin Anne Lamott in ihrem Buch *Bird by Bird* sagt:

> *»Deine Intuition kehrt zurück, wenn du Raum für sie schaffst, wenn du das Geschwätz des rationalen Denkens unterbrichst.*
> *Die Ratio ernährt dich nicht. Du nimmst zwar an, dass sie dich zur Wahrheit führt, weil die Ratio das Goldene Kalb ist, das diese Kultur anbetet, aber das ist nicht wahr. Rationalität marginalisiert vieles, das reich, interessant und faszinierend ist.«*[9]

Meine Erfahrungen mit Klientinnen und Klienten bestätigen das. Sie fangen an, in einen Zustand kreativer Weisheit zu gelangen, sobald ihr innerer Lärm abnimmt und ihr Selbst hervorkommt. Lösungen für Probleme, die lange Zeit unlösbar erschienen, tauchen auf. Sie setzen oft unkonventionelles Denken jenseits der gewohnten Pfade voraus, das nicht möglich war, solange die Klienten von Teilen dominiert waren, die ihr Leben und ihre Beziehungen unter Kontrolle halten wollten. Das Selbst scheint über eine innere Weisheit zur Gestaltung harmonischer Beziehungen zu verfügen, seien es Beziehungen zu anderen Menschen oder Beziehungen zu den Teilen der eigenen Psyche. Das Selbst weiß automatisch, wie man die Entwicklung anderer fördert; und es verfügt über die Klarheit, das Mitgefühl und den Mut, dies auch zu tun.

Darüber hinaus spüren Menschen, die vom Zugriff ihrer inneren Kritiker befreit sind und sich keine Gedanken mehr über die Meinung anderer machen, einen intensiven Wunsch und die Fähigkeit, den »Flow«-Zustand zu erreichen. Im Flow kann kreativer Ausdruck spontan fließen, und Menschen sind von der Lust an der jeweiligen Aktivität erfüllt.[10] Sie fühlen sich, als hätten sie etwas Bedeutsames im Leben beizutragen, und erleben eine große Befreiung, wenn sie sich in diese Richtung entwickeln.

Um noch einmal auf ein Thema dieses Buches zurückzukommen: Unseren Geist zur Ruhe zu bringen reicht selten aus. Um den Ausdruck des wahren Selbst zu ermöglichen, müssen wir den Mut haben, all die in inneren Räumen verschlossenen kreativen Anteile freizulassen. Anne Lamott weiß das nur zu gut:

> *»Du kannst keiner dieser Wahrheiten näher kommen, indem du glückselig lächelnd herumsitzt und Zorn, Verletzungen und Leid vermeidest. Dein Zorn, deine Verletzungen und dein Leid sind der Weg zur Wahrheit. Wir kennen nicht viel von der Wahrheit, solange wir diese Räume, Kabinette, Wälder und Abgründe, die uns verboten waren, nicht betreten haben. Wenn wir das getan und uns dort eine lange Zeit umgesehen haben, nur atmend und es schließlich in uns aufnehmend, dann sind wir in der Lage, mit unserer eigenen Stimme zu sprechen und ganz im gegenwärtigen Augenblick zu sein. In diesem Augenblick sind wir bei uns angekommen.«*[11]

Verbundenheit (connectedness)

Je mehr Selbst wir verkörpern, desto stärker entwickeln wir ein Gefühl der Verbundenheit mit dem Selbst anderer. Da es das Wesen des Selbst zu sein scheint, diese Verbundenheit stärken zu wollen, verbringen Menschen mehr und mehr Zeit mit anderen Personen, in deren Gegenwart sie die Energie des Selbst spüren. Dementsprechend ziehen sie sich aus Beziehungen und Aktivitäten zurück, die sie daran hindern, solche Erfahrungen zu machen.

Lamotts oben genannter letzter Satz »In diesem Augenblick sind wir bei uns angekommen« lässt sich auch auf das Gefühl beziehen, das Menschen erleben, wenn sie sich aus ihrem Selbst heraus begegnen. Es ist die zutiefst erfüllende Erfahrung, endlich jemandem zu begegnen, der weiß, wer du wirklich bist. Es ist auch die erlösende Erfahrung, endlich die schweren Masken fallen lassen zu können, mit denen wir andere zu beeindrucken versuchen oder uns vor ihnen verstecken, um stattdessen das Licht unseres Selbst leuchten zu lassen. Die Autorin Joan Borysenko beschreibt eine Begegnung von Selbst zu Selbst, die sie mit einem Mann erlebte, von dem sie wusste, dass er an AIDS sterben würde:

> *»Nach einer weitschweifigen Konversation. Sam sieht mir in die Augen: ›Ich habe mich nie zuvor friedvoller, geborgener gefühlt‹. Ich weine, ebenfalls aufgehoben im tieferen Sinne des Selbst, des spirituellen Selbst. Sam hält meine Hände, sagt etwas darüber, wie sehr meine Kinder mich lieben müssen, wie glücklich sie sein müssen. Ich stammle herum und weiß, dass er einen Schimmer von etwas in meinem Inneren wahrgenommen hat, das gewöhnlich nicht zugänglich ist; auch nicht für die Menschen, die ich am meisten liebe. Es ist die Beziehung zwischen uns, die das Licht unter dem Scheffel hervorgeholt hat. Ich bin nur deswegen ich selbst, weil er in diesem Moment er selbst ist. Das Geschwätz, die Zweifel und die Grübeleien des Ichs sind verschwunden. Wir haben Gott im anderen gesehen. Keiner von uns beiden kümmert sich darum, wie wir aussehen oder wie klug unsere Worte sind. Wir interessieren uns nicht einmal dafür, ob die Welt hier und jetzt zu Ende geht. Wir sind ganz und die Geschichte ist vollendet. Unser Leben hatte Sinn und Bedeutung in diesem einen kostbaren Moment.«*[12]

Diese heiligen, denkwürdigen Momente sind für die meisten Menschen viel zu selten. Für eine Person in Selbstführung sind solche Beziehungen jedoch nicht nur wünschenswert, sondern auch leichter möglich, weil das Selbst in einer Person für das Selbst einer anderen zum Magneten wird. Vielleicht ist auch eine »Stimmgabel« die bessere Metapher. Wenn Sie in Ihrem Selbst sind, bringen seine Schwingungen das Selbst der anderen zum Mitschwingen. Wenn Sie die Präsenz des Selbst in jemandem spüren, lockern sich Ihre Schutzmechanismen, weil Sie merken, dass Sie weder verurteilt noch kontrolliert werden; und Ihr Selbst kommt wie von allein hervor. Da Sie nicht solche Angst davor haben, verletzt zu werden, werden Beziehungen von Selbst zu Selbst leichter möglich; Sie vertrauen darauf, dass Sie eine durch vermeintliche Ablehnung entstandene Verletzung rasch wieder heilen können.

Über die zunehmende Verbundenheit mit anderen Menschen und den eigenen Teilen (horizontale Verbundenheit) hinaus werden Sie wahrscheinlich auch eine stärkere Verbindung zur Einheit des Universums und der Natur erleben. Meine Erfahrung ist, dass Menschen mehr vertikale Verbundenheit zum Geist und zur Erde verspüren, wenn ihre Teile lockerlassen können und ihr Selbst befreit ist. Dann fühlen sie sich noch mehr zu Aktivitäten und Menschen hingezogen, die diese Türen weiter öffnen. Die Worte des bedeutenden Neurowissenschaftlers Francisco Varela erfassen diesen Zustand der Verbundenheit genau:

> *»Wenn wir in Kontakt sind mit unserer ›offenen Natur‹, unserer Leere, üben wir eine enorme Anziehungskraft auf andere Menschen aus. Und wenn andere in demselben Raum sind oder ihn betreten, spüren wir Resonanz und erleben, wie sich sofort Türen für uns öffnen […] Dieser*

Zustand, ›in dem wir tief mit anderen verbunden sind und Türen sich öffnen‹, ist uns jederzeit zugänglich. Er ist wie eine optische Illusion. Alles, was wir tun müssen, ist, ein Auge darauf zu werfen und zu erkennen, dass er längst da ist und uns erwartet. Das Einzige, was wir tun müssen, ist zu erkennen, dass wir eins mit ihm sind.«[13]

Das sind die acht Cs der Selbstführung. Es gibt noch andere C-Wörter *(wieder im Englischen, Anm. d. Übers.)* wie *Bewusstheit, Zufriedenheit, Dauerhaftigkeit,* die ich zur Charakterisierung des Selbst in Betracht gezogen habe. Ich kam dann aber zu der Einschätzung, dass sie in der oben aufgeführten Liste implizit enthalten und ausreichend abgedeckt sind. Andere wichtige Qualitäten des Selbst können vielleicht nicht ganz unter die bisher genannten subsumiert werden, wie Freude, Humor, Versöhnlichkeit und Dankbarkeit.

Außerdem gibt es eine lange Liste von C-Wörtern, die Menschen beschreiben, deren Selbst unter innerem Lärm und Affekten fast verschüttet ist: u. a. *verschlossen, verwirrt, verdüstert, gehemmt, überschwemmt, chaotisch, feige, willfährig, gefügig, eingebildet, gefühllos, überkritisch, konfrontativ, gierig, grausam, zynisch, verächtlich, kontrollierend, zwanghaft, dominant, arrogant, intrigant.*

Übungen

Vom Selbst aus wahrnehmen

Denken Sie an eine Person in Ihrem Leben, gegenüber der Sie sich verschlossen haben. Vielleicht ist es jemand, der oder die Sie in der Vergangenheit verletzt hat und der oder dem Sie seither nicht mehr trauen. Vielleicht ist es jemand, dessen Eigenschaften Ihnen auf die Nerven gehen. Sobald Ihnen jemand einfällt, stellen Sie sich diese Person in einem Raum vor. Sie selbst stehen außerhalb dieses Raums und betrachten die Person durch ein Fenster. Nehmen Sie wahr, wie Sie sich fühlen, wenn Sie die Person ansehen. Vielleicht fühlen Sie sich wütend, gleichgültig, ängstlich oder verurteilend.

Dann richten Sie Ihre Aufmerksamkeit auf dieses Gefühl. Fragen Sie es, ob es bereit wäre, sich ein wenig von Ihnen zu lösen, nur für eine Sekunde, während Sie außerhalb des Raums bleiben. Es mag befremdlich erscheinen, auf diese Weise mit einem Gefühl zu sprechen, aber versuchen Sie es um der Übung willen einfach – und schauen Sie, wie sich das anfühlt. Falls Sie spüren, dass die Intensität eines Gefühls nachlässt, nachdem Sie es gebeten haben, sich von Ihnen zu lösen, nehmen Sie wahr, welche Emotion oder welcher Gedanke der Person gegenüber als Nächstes auftaucht. Falls dann nicht Neugier, Akzeptanz oder Mitgefühl hervortritt, heißt das, dass es kein Gefühl oder Gedanke sein kann, der vom Selbst ausgeht. Dann bitten Sie auch dieses Gefühl, sich von Ihnen zu lösen. Wenn Sie während dieser Übung kein Nachlassen schützender Gefühle oder Gedanken spüren, fragen Sie diese, was sie befürchten, was passieren könnte, wenn sie sich von Ihnen lösten. Manchmal haben Teile gute Gründe dafür, sich nicht wegbewegen zu wollen und uns nicht wieder möglichen Verletzungen durch diese Person auszusetzen. Sie können den Teilen zusichern, dass Sie den Raum in dieser Imaginationsübung auf keinen Fall betreten oder irgendein Risiko mit dieser Person im realen Leben eingehen werden. Sie möchten lediglich eine Ahnung davon bekommen, was passiert, wenn die Teile Sie außerhalb des Raumes präsent sein lassen.

Falls Ihre Beschützer-Anteile einverstanden waren, sich von Ihnen zu lösen, haben Sie möglicherweise spontan die Qualitäten Ihres auftauchenden Selbst erfahren. Vielleicht sind Sie plötzlich neugierig darauf geworden, warum sich die Person so benommen hat; oder Sie können die Situation aus der Perspektive dieser Person betrachten und ihr Verhalten dadurch besser verstehen. Vielleicht wollten Sie nach wie vor nicht in die Nähe der Person kommen, aber verspürten weniger den Wunsch, sie zu verändern. Achten Sie darauf, ob das Bild der Person sich verändert hat. Vielleicht ist es weniger abstoßend oder bedrohlich geworden?

Falls Sie nach dem Lesen dieses Kapitels skeptisch sind, ob Sie die Übung selbst ausführen möchten, versuchen Sie jemanden für die Übung zu gewinnen, den Sie gut kennen und der nicht weiß, worum es geht.

Der offensichtliche Zweck dieser Übung ist es, eine Ahnung davon zu bekommen, dass Sie wirklich einen mitfühlenden, zuversichtlichen Kern in sich haben, der sich spontan zeigen kann - sogar wenn Sie jemandem gegenübertreten, den Sie aus Ihrem Herzen ausgeschlossen haben. Die Übung ist aber auch eine wertvolle Einführung in die Vorstellung, dass eine Kommunikation mit Ihren Gefühlen und Gedanken möglich ist; ebenso wie in die Erfahrung, dass Ihre Gefühle und Gedanken oft bereit sind, auf Ihre Wünsche einzugehen, wenn Sie respektvoll mit ihnen umgehen und ihre Ängste würdigen. Mit anderen Worten: Die Übung eröffnet einen neuen Weg, sich auf sich selbst zu beziehen.

Die Pfadübung

(Es kann hilfreich sein, sich diesen Text vorlesen zu lassen.)

Nehmen Sie eine bequeme Haltung ein. Entspannen Sie sich und nehmen Sie einige tiefe Atemzüge. Stellen Sie sich vor, Sie stehen am Anfang eines Pfades. Es kann irgendein Weg sein - einer, der Ihnen vertraut ist oder einer, den Sie noch nie gegangen sind. Bevor Sie sich auf diesem Weg irgendwohin begeben, nehmen Sie am Anfang des Weges Kontakt zu Ihren Gefühlen und Gedanken (Ihren Teilen) auf und bitten Sie sie, dort zu bleiben und Sie vorausgehen zu lassen. Falls Ihre Teile Angst haben, Sie gehen zu lassen, versichern Sie ihnen, dass Sie nicht lange weg sein werden und dass die kurze Trennung gut für Sie und Ihre Teile sein wird. Schauen Sie, ob Sie es so einrichten können, dass sich die nicht ängstlichen Teile um die ängstlichen kümmern. Falls Teile immer noch Angst haben, Sie gehen zu lassen, bleiben Sie dort. Verbringen Sie einige Zeit damit, mit ihnen über ihre Befürchtungen zu sprechen. Wovor fürchten sie sich? Was könnte passieren, wenn sie Sie allein gehen lassen? Falls Sie jedoch die Erlaubnis zu gehen spüren, machen Sie sich auf den Weg. Nehmen Sie, während Sie laufen, wahr, ob Sie sich beim Gehen auf dem Pfad von außen beobachten oder ob Sie ihn so begehen, dass Sie sich selbst nicht sehen, sondern nur Ihre Umgebung sehen oder spüren. Falls Sie sich von außen beobachten, ist das ein Anzeichen dafür, dass ein Teil anwesend ist. Finden Sie den Teil, der Angst davor hat, Sie weitergehen zu lassen. Bitten Sie ihn, sich zu entspannen und zum Ausgangspunkt zurückzukehren. Falls er nicht möchte, nehmen Sie sich die Zeit, seine Ängste zu erkunden.

Während Sie auf dem Pfad voranschreiten, nehmen Sie wahr, ob Sie irgendetwas denken. Falls ja, bitten Sie diese Gedanken, ebenfalls an den Ausgangspunkt zurückzukehren, sodass Sie zunehmend reines Gewahrsein werden. Überprüfen Sie, während Sie vorangehen, von Zeit zu Zeit, ob Sie denken. Wenn ja, schicken Sie Ihre Gedanken freundlich zurück. Während sich ein Teil nach dem anderen zurückzieht, achten Sie darauf, was in Ihrem Körper und Geist passiert. Nehmen Sie die Weite des inneren Raumes wahr und die Art der Energie, die fließt.

Wenn Sie das Gefühl haben, lange genug ohne Ihre Teile auf dem Pfad gewesen zu sein, kehren Sie zum Ausgangspunkt zurück. Versuchen Sie möglichst das Gefühl von Weiträumigkeit und Energie beizubehalten, wenn Sie sich den Teilen nähern. Wenn Sie am Ausgangspunkt ankommen, begegnen Sie Ihren Teilen und schauen Sie, wie es ihnen ohne Sie ergangen ist. Fragen Sie sie, was sie von Ihnen brauchen könnten. Wenn die Teile geantwortet haben, danken Sie ihnen, dass sie Ihnen erlaubt haben zu gehen. Falls dies nicht der Fall war, danken Sie ihnen, dass sie Ihnen ihre Angst gezeigt haben.

Dann nehmen Sie wieder einige tiefe Atemzüge und folgen Ihrem Atem zurück in die äußere Welt.

Diese Pfadübung hat ebenfalls mehrere Ziele. Eines ist, Ihnen einen kleinen Eindruck davon zu vermitteln, wer Sie wirklich sind. Das heißt, wer Sie sind, wenn Sie von Ihren alltäglichen Gedanken und Gefühlen getrennt sind. Die meisten Menschen machen ähnliche Erfahrungen, wenn sie sich von ihren Teilen entfernen. Sie fühlen sich leichter, friedlicher, strahlender, manchmal freudvoller und ganz in der Gegenwart. Dasselbe erfahren Menschen, die meditieren. Der Pfad ist ein imaginativer Kunstgriff, um Ihnen zu helfen, unter die Oberfläche Ihres Alltagsbewusstseins zu gelangen und in den ozeanischen Selbst-Zustand einzutauchen. Anders als bei anderen meditativen Techniken wird in der Pfadübung jedoch explizit mit den Teilen verhandelt. Ein Mantra zu verwenden oder sich auf den Atem zu konzentrieren, hat einen ähnlichen Effekt auf die Teile: Es versetzt sie in einen entspannten Zustand. Die Pfadübung ist hier direkter, sodass Sie herausfinden können, was bestimmte Teile brauchen.

Beim ersten Versuch, diese Übung auszuprobieren, erleben die meisten Menschen, dass ihnen ihre Teile nicht erlauben können, alleine zu gehen. Falls Sie keine Erlaubnis bekommen, brauchen Sie sich also nicht schlecht zu fühlen. Es bedeutet lediglich, dass sich Ihre Teile in dieser Umgebung, an diesem bestimmten Tag nicht sicher genug gefühlt haben. Falls Ihre Teile nicht zulassen, dass Sie gehen, haben Sie vielleicht ein anderes Ziel der Übung erreicht: nämlich die Teile entdeckt, die Angst davor haben, sich von Ihnen zu lösen. Durch diese Entdeckung erkennen Sie Teile, die eine Schlüsselfunktion haben und Ihre Hilfe brauchen. Sie können anfangen, mit ihnen auf die später in diesem Buch beschriebene Art und Weise zu arbeiten.

Einige Menschen stellen auf dem Pfad fest, dass sie nach wie vor denken. Sie finden so heraus, dass es Teile gibt, mit denen sie so sehr identifiziert sind, dass sie annahmen, dass sie diese Teile seien. Sie verwechselten einen oder mehrere Teile mit ihrem Selbst. Zu entdecken, dass es so etwas wie *Selbst-ähnliche Teile* gibt, kann zuerst sehr verwirrend sein, da sie eine Herausforderung für unsere Identität darstellen. Aber letztlich ist es immer wertvoll und befreiend, diese Selbst-ähnlichen Teile zu finden und ihnen die Last ihrer Verantwortung abzunehmen.

Lassen Sie mich auch erläutern, weshalb ich Sie in der Übung auffordere, auf dem Pfad zu sein, anstatt sich auf ihm zu beobachten. Falls Sie sich in der Vorstellung von außen sehen, handelt es sich nicht um Ihr Selbst, sondern Sie erleben einen Teil. Das Selbst – als höchster Sitz Ihres Bewusstseins – ist dasjenige, das sieht. Folglich können Sie Ihr Selbst nicht sehen. Falls Sie das könnten, wer wäre dann der, der das Selbst bezeugt? Sie werden in verschiedenen Übungen in diesem Buch eingeladen, sich nach innen zu wenden und mit Ihren Teilen zu interagieren. Wenn Sie das tun, stellen Sie sicher, dass Sie sich dabei nicht zuschauen, sondern dass es wirklich Sie sind, der oder die dabei ist.

Wenn Sie mehr Erfahrung damit haben, Ihren Teilen zu helfen, so viel Vertrauen aufzubauen, dass sie Ihnen erlauben, sich zu entfernen, werden Sie eine Vorstellung wie die des Pfades nicht mehr benötigen. Vielleicht kreieren Sie ein anderes Bild, das Ihnen lieber ist; oder Sie machen die Erfahrung, dass die Teile sich allein dadurch entspannen und von Ihnen lösen, dass Sie ihnen Beachtung schenken. Es gibt eine buddhistische Form der Meditation, die genau so funktioniert: Sie nehmen einfach wahr, welche Gedanken und Gefühle auftauchen, während Sie sitzen und sich auf Ihren Atem konzentrieren.

Wenn Ihre Teile erst einmal Vertrauen zu Ihnen haben, verbessert sich die Fähigkeit, sich schnell von den Teilen zu lösen und in den Zustand des Selbst zu gelangen, enorm. So können Sie immer öfter und länger in diesem Zustand verweilen. Wie lange das dauert, hängt mehr davon ab, wie viele Lasten (extreme Überzeugungen oder Gefühle, die Ihnen von Ihrer Umgebung aufgebürdet wurden) Ihre Teile tragen, als davon, wie angestrengt Sie meditieren. Wobei auch das hilfreich sein kann. Wie wir noch erfahren werden, ist es der Prozess des Entlastens, der das Selbst befreit.

3

Die Teile

Wir haben also ein falsches Verständnis von Identität. Unsere westliche Kultur hat uns alles Mögliche darüber vorgemacht, wer wir wirklich sind. Wir sind viel mehr, als man uns glauben machte – und weit mehr als das innere Geschwätz und der Aufruhr der Emotionen. Aber lassen Sie uns noch etwas bei diesem inneren Lärm bleiben. Sie können nicht einfach beschließen, dass Ihr Selbst führen soll. Stattdessen müssen die beschützenden, Ihr Leben kontrollierenden Teile darauf vertrauen, dass es sicher ist, dem Selbst mehr Führung zu überlassen. In diesem Kapitel werden wir mehr über die Natur und Funktionsweise der Teile erfahren.

Gehen wir noch einmal zurück zu Anja und einigen anderen Klientinnen und Klienten meiner frühen Arbeitsjahre, die ihre extremen Gefühle und Gedanken in dieser Teile-Sprache beschrieben. Sie sprachen so, als ob sie ganze Gruppen autonomer, sich bekriegender Unterpersönlichkeiten in sich vereinten. Damals war ich mir noch keiner unabhängig funktionierenden Charaktere in mir bewusst. Wie die meisten Menschen war ich in dem Glauben aufgewachsen, dass die Psyche ungeteilt sei. Meine eigene war völlig beherrscht von einem intellektuellen Teil, der jeden anderen erfolgreich verdrängte. Ich dachte, jeder, der autonome Persönlichkeiten in sich hat, habe ernst zu nehmende mentale Probleme. Deshalb machte ich mir Sorgen, ob diese Klienten nicht eine dissoziative Identitätsstörung oder eine andere ernsthafte Erkrankung hätten.

Diese Sichtweise blieb bestehen, bis ich schließlich meine Aufmerksamkeit nach innen richtete und begann, auf meine eigenen Denkmuster und Emotionen zu achten. Ich erkannte, dass sie in einer Weise reagierten, die ich mir weder einbildete noch erfand. Mein ärgerlicher Teil hasste den mich kritisierenden und umgekehrt. Einiges von dem, was ich »Denken« nannte, entpuppte sich als innerer Kampf meiner Teile. Wenn ich beispielsweise vergaß, etwas für meine Frau zu tun, beschimpfte mich mein Kritiker als unachtsam und selbstsüchtig, während die ärgerliche Stimme mich damit verteidigte, dass meine Frau mich schließlich daran hätte erinnern müssen.

Nachdem ich diese beiden Teile kennengelernt hatte, fiel mir der gleiche Streit bei jedem Fehler auf, den ich machte. Die Teile waren bemerkenswert beständig. Meine Klientinnen und Klienten zeigten keines der klassischen Symptome einer dissoziativen Identitätsstörung, und doch hatten sie – so wie ich auch – diese Persönlichkeiten, die in ihren Köpfen herumschwirrten. Das war weder erfunden noch eingebildet. Von Sitzung zu Sitzung, Woche für Woche, Monat um Monat zeigte sich eine verblüffende Beständigkeit in den Bildern, Geschichten und Beziehungen der Teile, die nicht auf die Einbildungskraft meiner Klienten zurückgeführt werden konnte.

Streitende Feinde im Inneren

Sobald ich die Furcht vor den Teilen meiner Klienten überwunden hatte, wurde ich ganz aufgeregt. Was wäre, wenn wir alle eine solche Sammlung innerer Akteure in uns hätten, die um die Kontrolle unserer Seelen kämpften? Was, wenn es möglich wäre, ihnen in der gleichen Weise weiterzuhelfen, wie ich Familien geholfen hatte? Um diese Fragen zu beantworten, musste ich sie zuerst einmal besser kennenlernen.

Das war schwierig für mich, denn während einige meiner Klientinnen und Klienten spontane und klare Bilder von ihren verschiedenen Teilen bekamen, hatte ich nur eine verschwommene Vorstellung ihrer Anwesenheit. Es zeigte sich, dass das »Nach-innen-Schauen« für manche Menschen so ist, als ob sie einen Film mit faszinierenden Charakteren ansehen; für andere – wie auch mich selbst – ist der Blick nach innen eher vage und impressionistisch. Trotzdem: Jeder, der seine Teile kennenlernt, begreift, wie komplex das eigene Innere ist. Und er entdeckt, dass er manche Teile hasst und von anderen abhängig ist.

Um das konkreter darzustellen, stellen Sie sich vor, dass Sie einen Raum voller Menschen verschiedenen Alters betreten. Sie fangen sofort an, die Gruppe einzuschätzen und allerlei Vermutungen anzustellen, die auf Ihrem ersten Eindruck beruhen. Einige scheinen laut und unausstehlich zu sein, andere sehen schwach und bedürftig aus, und wieder andere scheinen die Gruppe kontrollieren zu wollen. Anfangs beschließen Sie vermutlich, nur mit den Menschen Kontakt aufzunehmen, die Sie am attraktivsten finden oder die Ihnen am ähnlichsten sind.

Stellen Sie sich weiter vor, dass Sie an irgendeinem Punkt beschließen, dass diese Gruppe mehr Führung braucht und Sie das übernehmen wollen. Es stellt sich jedoch heraus, dass es in der

Gruppe ständig Konflikte zwischen verschiedenen Mitgliedern gibt. Jedes Mal, wenn Sie mit einer Person sprechen wollen, glaubt eine andere, dass Sie sich auf deren Seite stellen. Also versucht diese zweite Person, Sie zu beeinflussen, damit Sie die erste nicht mögen und von ihr Abstand halten. Diese ständige Einmischung erschwert es, auch nur eine der Personen so kennenzulernen, wie sie wirklich ist. Doch mit der Zeit gelingt es Ihnen, sich mit jedem Mitglied zu unterhalten, und Sie stellen fest, dass all Ihre ersten Eindrücke falsch waren. Die Attraktiven haben Fehler, und die Personen, die Sie ablehnten, haben versteckte Qualitäten. Ihre Wertschätzung für und Ihre Beziehung zu jedem von ihnen verändert sich, sobald Sie hinter ihre Fassaden und Rollen schauen und sie kennenlernen.

Das ist die Erfahrung vieler Menschen, wenn sie ihre innere Welt erforschen. Sie entwickeln nach und nach eine Beziehung zu ihren Teilen, als wären diese reale Personen. Selbst die Teile, die sie für schlecht hielten, reagieren positiv auf diese Art der Akzeptanz. Sie merken außerdem, dass sich mit zunehmender innerer Harmonie auch viele Aspekte ihres äußeren Lebens verbessern. Aber von alldem wusste ich damals noch nichts.

Um ein klareres Bild von den Teilen meiner Klientinnen und Klienten zu bekommen, benutzte ich die Technik »Leerer Stuhl«: Die Klienten stellen sich vor, dass der Teil ihnen gegenüber auf einem leeren Stuhl sitzt und sie mit ihm reden. Dann wird der Platz getauscht, und sie werden zu dem Teil und antworten.

Zum Beispiel bat ich Anja, sich vorstellen, dass ein Teil, der ätzende Kritik übt, ihr gegenüber auf dem Stuhl sitzt und sie mit ihm spricht. Sie fragte ihn, warum er so gemein zu ihr ist. Dann ließ ich sie den Platz wechseln und an Stelle dieses Kritikers antworten. Mit arroganter Miene und einer tieferen, verachtenden Stimme sagte sie (als der

Kritiker): »Weil du total wertlos und inkompetent bist.« Als sie zu dem Kritiker wurde, war ich beunruhigt über ihre dramatische Veränderung. Also ließ ich sie schnell wieder Anja sein und auf ihren ursprünglichen Stuhl zurückgehen. Von dort aus stritt sie matt mit dem Kritiker, hatte aber eindeutig keine Chance. So beschloss ich, den Dialog für sie fortzusetzen. Ich ließ Anja wieder zum Kritiker werden und fing an, ihm zu zeigen, in welch vielfältiger Hinsicht Anja kompetent ist. Unberührt von meiner Taktik lachte er mich höhnisch aus und sagte: »Wenn du glaubst, du könntest ihr helfen, bist auch du inkompetent. Sie ist in meiner Gewalt, es gibt keine Hoffnung für sie.«

Natürlich biss ich an und geriet in einen mehrere Sitzungen anhaltenden Machtkampf mit diesem Teil. Ich probierte verschiedene Möglichkeiten aus, Anja zu bestärken, den »Kritiker« zwischen den Sitzungen aus ihrem Kopf zu verbannen: ihn in der Vorstellung in eine Schachtel zu packen, nur an ihre positiven Eigenschaften und ihre Fertigkeiten zu denken, positive Affirmationen, ihm zu sagen, dass er die Klappe halten soll, etc. Aber all das machte ihn nur noch aggressiver und machtvoller. Anja wurde immer depressiver, und ich machte mir Sorgen. Schließlich gab ich auf. Ich sagte dem Teil, dass ich einsähe, dass weder ich noch Anja ihn kontrollieren können, und wir damit aufhören werden. Und ich fragte ihn, warum er so darauf versessen sei, dass sie sich wertlos fühlt. Was er befürchte, dass es eintreten könnte, wenn sie sich gut fühlte? Der Kritiker wurde sichtlich weicher und sagte, dass Anja dann »eine fette Person« werden würde.

Als ich mein Bedürfnis, diesen Teil zu verändern, loslassen konnte und einfach neugierig wurde, gab er seine Verteidigung auf und ließ seine Zwangslage erkennen. Der Kritiker erzählte, wie hart er arbeitete, um Anja zu motivieren. Er sagte ihr unter anderem, sie würde dick werden, wenn sie nicht weiter so diszipliniert arbeitete. Wie viele Frauen hatte Anja aufgrund des toxischen kulturellen Körperbildes große Angst davor, übergewichtig zu werden. Der Kritiker fühlte sich dafür verantwortlich, dass sie perfekt aussah und auftrat, damit sie nicht zurückgewiesen würde. Er sprach von anderen Teilen in ihr, die äußerst nachgiebig seien und die sie maßlos essen oder im Bett bleiben ließen, wenn sie die Führung übernähmen. Er sprach auch von verletzten, kindlichen Teilen, die sich sehr von anderen Kindern abgelehnt fühlten, weil sie früher pummelig war. Der Kritiker versuchte verzweifelt, diese verletzlichen Teile zu beschützen und die nachlässigen in Schach zu halten. Er war erschöpft von diesem Kampf und sehnte sich danach, sich auszuruhen.

Die Begegnung mit Anjas Kritiker war für mich eine wichtige Lektion. Ich hatte ihn und ähnliche Teile anderer Klientinnen und Klienten nach dem äußeren Anschein beurteilt und sie mit den Rollen gleichgesetzt, in die sie hineingedrängt worden waren. Ich hatte angenommen, dass wütende Teile nur Ansammlungen ärgerlicher Gefühle seien, dass ess- oder alkoholsüchtige Teile nur die Impulsivität einer Person darstellten, dass elternähnliche Kritiker nur internalisierte Repräsentanzen der Eltern wären usw. Weil ich glaubte, sie seien so, wie es auf den ersten Blick schien, und dass sie sich kaum verändern könnten, ermutigte ich die Klientinnen und Klienten, gegen sie zu kämpfen. Anja war nicht die Einzige, die diese – von mir angezettelte – innere Schlacht verlor. Doch als ich anderen Klienten half, diesen Kampf zu beenden und neugierig auf die scheinbaren Dämonen zu werden, erzählten die Teile alle ähnliche Geschichten wie Anjas Kritiker.

Der folgende Auszug aus einem Sitzungsprotokoll einer anderen Klientin, Magda, vermittelt ein klareres Bild davon, wie die Arbeit mit Teilen aussehen kann. Magda war eine kultivierte und erfahrene Frau Anfang fünfzig, und so war ich überrascht, an welchem Problem sie arbeiten wollte.

Magda: Also, was mich schon seit jeher umtreibt, ist die Angst, dumm zu erscheinen. Manchmal stört es mich nicht so sehr. Dann ist es wie ein Hintergrundgeräusch, und ich ignoriere es. Aber in anderen Situationen wird es so übermächtig und lähmt mich, sodass ich nicht sprechen kann.

Therapeut: Was sind das für Situationen?

M.: Meistens, wenn ich mit einer besonders intelligenten Frau zusammen bin. Dann fühle ich mich, als hätte ich überhaupt nichts beizutragen, und werde einfach nur starr.

Th.: Okay, Sie möchten sich also von dieser Art Lähmung oder Angst befreien?

M.: Wenn ich frei davon wäre, dann wäre mein ganzes Leben viel besser! Denn auch wenn ich damit irgendwie umgehen kann und es manchmal sogar weggeht, höhlt es mich doch aus. Verstehen Sie, es zieht mich runter und hält mich davon ab, zu sagen, was ich weiß. Und das begleitet mich schon so lange Zeit.

Wie die Klientinnen und Klienten, die ich im ersten Kapitel beschrieben habe, hat auch Magda eine chronisch dysfunktionale Beziehung zu dieser lähmenden Angst entwickelt. Sie hat alles Erdenkliche versucht, um sie loszuwerden, aber nichts hat funktioniert. Woran sie aber nie gedacht hatte, war, ihr zuzuhören, anstatt sie loswerden zu wollen – und genau das braucht die Angst.

Th.: Haben Sie Angst davor, zu versuchen, diese Angst näher kennenzulernen?

M.: Nein, ich bin neugierig auf sie; und sie nervt mich, wissen Sie … Ich bin wütend, dass sie so eine Macht über mich hat.

Th.: Okay, dann lassen Sie uns weitermachen. Richten Sie Ihre Aufmerksamkeit auf den Teil, der Sie in solchen Situationen lähmt. Schauen Sie, wo Sie ihn in Ihrem Körper oder um Ihren Körper herum finden können.

M.: *(schließt ihre Augen und richtet ihre Aufmerksamkeit nach innen)* Das Erste, was ich wahrnehme, ist etwas hinter mir, wie ein Gurt, der mich zurückhält. Es sagt so etwas wie »Wie kannst du es wagen!«

Th.: Okay, dann richten Sie Ihren Fokus dorthin ... und sagen Sie mir, was Sie jetzt für diesen Teil empfinden.

Wenn ich frage, »Was empfinden Sie für diesen Teil?«, möchte ich herausfinden, inwieweit das Selbst präsent ist, indem ich auf den Inhalt und den Ton der Antwort achte.

M.: Meine erste Reaktion war »Lass mich in Ruhe!«, verstehen Sie, »Bleib mir von der Pelle!« Aber ich bin auch ein bisschen neugierig, warum er mich zurückhalten will.

In dieser Antwort höre ich zwar einen Teil (»Lass mich in Ruhe!«), aber ich nehme auch die aufkommende Neugier des Selbst wahr, als Magda sich auf den Teil konzentriert, der sie zurückhält, und sich von diesem löst. Ich werde schauen, ob der Teil zur Seite treten kann und ihr Selbst noch mehr zum Vorschein kommen lässt.

Th.: Bitten Sie den Teil, der möchte, dass der lähmende Teil Sie in Ruhe lässt, sich zu gedulden und uns zu erlauben, Ihrer Neugier zu folgen. Damit lernen wir den Lähmenden ein bisschen kennen und sehen, warum er das für Sie tut. Ist das okay?

M.: Der Teil, der die Angst weghaben will, ist wütend und ungeduldig.

Th.: Okay, aber ist er bereit, uns das tun zu lassen und sich nicht einzumischen?

M.: Er sagt: »Das muss aber funktionieren ...«

Th.: Oder was?

M.: ... oder er wird wieder die Führung übernehmen. Aber ich sage ihm: »Deine Technik hat nie funktioniert.«

Th.: Und was sagt er dazu?

M.: Er fühlt sich etwas gedemütigt, dass darauf hingewiesen wird.

Th.: Er erkennt also an, dass das wahr ist?

M.: Richtig. Jetzt zieht er sich zurück.

Anhand ihrer Art zu sprechen kann ich feststellen, dass Magda inzwischen ganz in ihrem Inneren, der Welt ihrer Teile, ist. Für einen Beobachter sieht es aus, als wäre sie in einer hypnotischen Trance. Klienten beschreiben es eher so, als wären sie mitten in einem Traum, in dem sie mit den Traumgestalten sprechen und diese ihnen etwas erwidern.

Th.: Nun, was empfinden Sie jetzt für diesen Teil, der Sie beschimpft und zurückhält?

M.: Ich frage mich, warum er das tut.

Th.: Also, welches Gefühl haben Sie für den lähmenden Teil?

M.: Irgendwie, als würde ich ihn gut kennen, aber ich kann ihn inhaltlich nicht zuordnen.

Th.: Er ist Ihnen also vertraut?

M.: *(fängt an zu weinen)* Ja, er ist mir sehr vertraut. Aber ich habe Angst, wenn Sie mir weiter Fragen stellen, werde ich sie nicht beantworten können.

Th.: Das ist okay. Da ist ein Gefühl dabei, was ist das für ein Gefühl?

M.: *(schluchzt)* Wie ... ein bisschen Mitgefühl ... Als ob man einen alten Freund sehen würde.

Da Magda diesem Teil näherkommt und weniger wütend auf ihn ist, kann sie ihn eher wahrnehmen, wie er wirklich ist. Das ruft in ihr ein natürliches Mitgefühl für ihn hervor.

Th.: Gut, können Sie dem Teil zeigen, was Sie für ihn empfinden?

M.: Mal sehen ... ja, das geht.

Th.: Wie reagiert er?

M.: Er ist ein bisschen wie ein Hund. Wie ein Hund, der seit Langem nicht gefüttert wurde. Er will zu dem gehen, der ihm Futter anbietet, hat aber Angst davor, weil er zu oft geschlagen wurde.

Th.: Hm ja, und ist es möglich, ihm ein Gefühl von Sicherheit zu vermitteln, bis er Ihnen etwas mehr vertrauen kann?

M.: Es ist so seltsam, weil ich ihn so lange gehasst habe. Ich war so lange wütend auf ihn.

Th.: Ich weiß, aber wie Sie schon zu dem anderen Teil sagten, hat das nicht funktioniert.

M.: Stimmt. Also, es fühlt sich so an, als würde er, sobald ich näher zu ihm gehe, auch mir näherkommen. Ich habe so viel Mitgefühl für ihn. Er ist ganz erstaunt über meine Reaktion, weil er so daran gewöhnt ist, mein »Hau ab!« zu hören. Deswegen zögert er und ist misstrauisch, als würde ich mich jeden Moment umdrehen und ihn mit einem Stock schlagen.

Während sie die Szene beschreibt, hört es sich an, als würde Magda sich selbst dabei sehen, wie sie sich dem Hund nähert. Wenn jemand sich selbst bei dieser Arbeit sieht, bedeutet das, dass das Selbst sieht, wie ein anderer Teil die Arbeit für es macht. Ich überprüfe das und bitte sie, wirklich bei dem Hund zu sein, statt sich mit dem Hund zu sehen.

Th.: Magda, sehen Sie sich dem Hund näher kommen oder sind Sie da und kommen ihm tatsächlich näher?

M.: Ich kann das gar nicht mehr richtig sagen. Zuerst dachte ich, es wäre das eine; dann dachte ich, es wäre das andere. Es geht hin und her.

Th.: Okay. Bitten Sie Ihre Teile einfach, Ihnen zu erlauben, da zu sein.

M.: Mit ihm da sein?

Th.: Ja.

M.: Ich sehe, wie einige Teile das unterstützen, und habe den Eindruck, dass ich mich ihm nähere. Dann springe ich wieder raus und denke, *dass ich die Szene beobachten muss, sehen muss.*

Th.: Da ist also ein Teil, der Sie dazu bringt, herauszuspringen und die Szene beobachten zu wollen. Bitten Sie diesen Teil, sich ganz von Ihnen zu lösen und, falls nötig, in einen anderen Raum zu gehen.

M.: Gut. Ich war in dem Glauben, dass ich die Szene betrachten soll, wie eine Technik, die ich gelernt habe. Ich dachte, ich sollte die Szene beobachten.

Th.: Aha, da ist ein Teil, der Ihnen das sagt. Der hält an dieser Regel, dieser Technik fest. Schauen Sie mal, ob dieser Teil zur Seite treten kann.

M.: Okay, okay. Ich fürchte mich ein wenig davor, einfach mit diesem Teil, der mich zurückhält, hier zu sein. Es fällt mir leichter, mich dabei zu beobachten. Ich weiß nicht, wie es wäre, es einfach zu erleben.

Th.: Ja. Der Teil, der sich davor fürchtet ... schauen Sie, ob er bereit ist, Ihnen und mir zu vertrauen. Ich kann dem Teil sagen, dass es besser ist, da zu sein. Es ist besser für den Teil und für das ganze System.

M.: Gut, ich werde also Ihrer Erfahrung vertrauen. Okay.

Th.: So, sind Sie jetzt bei dem Teil? Wie fühlen Sie sich?

M.: Ruhig und einfach froh, da zu sein.

Th.: Können Sie dem Teil nun versichern, dass Sie für ihn sorgen, dass Sie ihn nicht schlagen und nicht anbrüllen werden?

M.: *(mit viel Gefühl)* Ich mache ihm bewusst, dass die anderen Teile zur Seite getreten sind. Und dass ich nicht diejenige war, die ihn geschlagen hat - oder gehasst - oder auch nur Angst vor ihm hatte.

Th.: Und wie reagiert er?

M.: Als ob er sich entspannt ... sich ausruht. Ich habe das Gefühl, ich muss das üben, weil ich nicht gewohnt bin, bei ihm zu sein oder ihn überhaupt zu sehen. Ich bin es gewohnt, ihn einfach nur loswerden zu wollen.

Magdas Beispiel zeigt: Wenn wir aufhören, unsere Teile zu bekämpfen, können sie ihre Schutzmechanismen loslassen. Erst dann erfahren wir, wer sie wirklich sind und warum sie tun, was sie tun. Dann können wir ihnen helfen, sich zu verändern.

Nicht alle IFS-Sitzungen verlaufen so glatt wie die zuvor beschriebene mit Magda. Sie hatte vorher schon genügend an sich gearbeitet, sodass ihre Teile bereits viel Vertrauen in die Führung ihres Selbst gewonnen hatten. Das spiegelt sich darin wider, wie schnell die Teile bereit waren, zur Seite zu treten, wenn sie sie darum bat. Wie dieses Sitzungsprotokoll zeigt, wird durch den Prozess des Zur-Seite-Tretens mehr und mehr Selbst zugänglich. Dadurch konnte Magda zunehmend die Führung in der Arbeit übernehmen. Wenn Teile gebeten werden, zur Seite zu treten, werden sie nicht in eine Art Verbannung geschickt. Sie werden lediglich aufgefordert, sich nicht einzumischen, während das Selbst Magdas paralysierenden Teil kennenlernt, bis er schließlich geheilt ist. Danach können die anderen Teile ihre Reaktionen zeigen, ihre Bedenken aussprechen und, wenn sie dazu bereit sind, ebenfalls geheilt werden. Mit jedem Teil, der seine extreme Rolle aufgibt, verändern sich auch die Beziehungen der Teile untereinander: Sie werden letztlich zu einer integrierten, harmonischen Gruppe. Ich hoffe, aus diesem Protokoll geht hervor, dass ich jeden dazu ermutige, so mit seinen Teilen zu arbeiten, als seien sie innere Personen. Aber was sind sie nun wirklich?

Die normale Vielfalt der Persönlichkeit

Meine Klientinnen und Klienten erlebten ihre Teile als innere Personen; das heißt, als vielseitige Persönlichkeiten, die in Beschützerrollen gezwungen wurden, die sie zwar nicht mochten, aber aus Angst nicht aufgaben. War es möglich, dass sie das wirklich waren? Meine Klienten führten mich in fremdes Territorium – hin zu einer grundlegend neuen Konzeption ihrer wie meiner Psyche, der Psyche an sich.

Später fand ich heraus, dass ich nicht der Erste war, der in diesen Bereich geführt wurde. Lange vor mir war schon eine Reihe Forscher dem begegnet, was ich *»die normale Vielfalt der Psyche«* nenne. Der italienische Psychiater Roberto Assagioli erkannte als Erster im Westen dieses Phänomen und entwickelte eine Methode, um mit den Teilpersönlichkeiten zu arbeiten: die *Psychosynthese.* Ich war begeistert, wie stark sein Verständnis der Teilpersönlichkeiten dem ähnelte, was die Teile meiner Klientinnen und Klienten mich lehrten. Auch Carl Gustav Jung erkannte in sich und seinen Klienten die Vielfalt der Persönlichkeit und verwendete ein Verfahren – die *aktive Imagination* –, um Zugang zu dieser inneren Welt zu bekommen. Er sagte über die Wesen dieser Welt:

»Philemon und andere Fantasiegestalten brachten mir die entscheidende Erkenntnis, dass es Dinge in der Seele gibt, die nicht ich mache, sondern die sich selber machen und ihr eigenes Leben haben. [...] Da die Inhalte des Unbewussten einen gewissen Grad von Autonomie besitzen, bietet diese Technik keine besonderen Schwierigkeiten. Etwas ganz anderes ist es, sich überhaupt mit der Tatsache der Autonomie unbewusster Inhalte zu befreunden.«[14]

Diese Autonomie und das Eigenleben, welche Jung für Teilpersönlichkeiten beschreibt, finden wir auch bei den Teilen des IFS-Modells – und sie zu akzeptieren, fällt in diesem Zusammenhang nicht weniger schwer. Auch andere Theoretiker aus der Hypnotherapie und der Traumatologie haben erkannt, dass nicht nur Menschen mit einer multiplen Persönlichkeitsstörung (heute Dissoziative Identitätsstörung genannt) Teilpersönlichkeiten aufweisen.

Neurobiologen und Computerwissenschaftler haben die Vielfalt der normalen Psyche bemerkt und entwickelten dazu ihre eigenen Erklärungen und Modelle. Computerwissenschaftler fanden heraus, dass parallel arbeitende Computer, die aus vielen kleinen und unabhängig voneinander an einem Problem arbeitenden Prozessoren bestehen, in ihrer Funktionsweise der menschlichen Psyche ähnlicher sind als die älteren, seriell geschalteten Computer. Neurobiologen sprechen von abgegrenzten Clustern mentaler Prozesse, die zu zusammenhängenden Formen verknüpft sind und Subpersönlichkeiten ähneln, als »states of mind« oder »Modulen«. Der Grundgedanke ist, dass das Gehirn um der Effektivität willen solche Cluster – Verbindungen zwischen bestimmten Erinnerungen, Gefühlen, Wahrnehmungen der Welt und Verhalten – bilden kann, die als innere Einheiten verbunden bleiben und bei Bedarf aktiviert werden. Der Neuro-Psychiater Daniel J. Siegel beschreibt zum Beispiel, dass ein angstvoller Zustand ein Cluster sei aus

> *»... erhöhter Vorsicht, fokaler Aufmerksamkeit, im Verhalten zum Ausdruck kommender Hypervigilanz, Erinnerungen an frühere Bedrohungserlebnisse, ein Modell der eigenen Person als eines schutzbedürftigen Opfers und emotionale Erregung, die Körper und Geist in einen Zustand erhöhter Wachsamkeit versetzt, um sie auf eventuell schädigende Einflüsse vorzubereiten ...«.*[15]

Sobald solche Eigenschaften miteinander verknüpft sind, treten sie bei zukünftigen Bedrohungen gemeinsam auf. Andere Cluster werden durch unterschiedliche Stimuli ausgelöst. Aus dieser Perspektive ist die Multiplizität ein inhärenter Weg der Gehirnentwicklung, um effektiv mit Veränderungen in unserer Umwelt umzugehen. Diese Cluster führen schließlich ein autonomes inneres Eigenleben.

All diesen Berichten aus unterschiedlichsten Quellen gemeinsam ist die Idee, dass die Psyche eine Unzahl abgegrenzter, autonomer Charaktere mit einem ganzen Netzwerk von Beziehungen enthält. Wie Jung schrieb: »... zutiefst ungemütlich, sich damit abzufinden ...«

Die Idee der Multiplizität als etwas Normalem blieb insgesamt eine Randerscheinung des psychomedizinischen Establishments und der westlichen Kultur. Wir mögen über unser »inneres Kind«, unser Über-Ich, unsere Launen sprechen, aber nur die wenigsten betrachten sie tatsächlich als eigenständige innere Wesen. Stattdessen sehen wir sie als Metaphern für emotionale Zustände oder als Aspekte unserer einheitlichen Persönlichkeit. Assagiolis Werk wird weiterhin als Randerscheinung abgetan, während Jungs Werk einen beträchtlichen und wachsenden Einfluss auf unsere westliche Kultur hat. Allerdings wird der Aspekt seines Denkens, der sich mit Teilpersönlichkeiten beschäftigt, kaum wahrgenommen oder verstanden. Wir bleiben engstirnig (*single-mindedly*) der Idee einer einheitlichen Psyche verhaftet (*of having a single mind, Wortspiel im Englischen, Anm. d. Übers.*) und klammern uns hartnäckig an den Glauben, dass Menschen mit mehreren »Teilen« arme Seelen sind, die an einer Dissoziativen Identitätsstörung leiden. Es ist nicht selten, dass Klienten nach ihrer ersten inneren Reise ängstlich fragen: »Meinen Sie, dass ich psychisch krank bin?«

Wenn man sich mit den Traditionen verschiedener indigener Völker beschäftigt, wird offensichtlich, dass die Idee der einheitlichen Psyche eine relativ neue Erfindung ist. Indigene Kulturen sind überall auf dem Planeten nicht nur mit einer Welt voller Geister vertraut, sondern auch mit einem inneren Reich, das von vielen verschiedenen Stimmen und Gestalten bewohnt wird. Möglicherweise ist die Idee einer multiplen Psyche weniger ein radikales Abwenden von etabliertem Wissen als eine Rückkehr zu einer uralten Weisheit, von der sich unsere aktuelle Denkweise radikal abgewendet hatte.

Unsere Glaubenssätze darüber, ob eine innere Vielfalt der Psyche normal ist oder nicht, sind schwer zu verändern. Obwohl es von Klient zu Klient immer offensichtlicher wurde, brauchte auch ich mindestens fünf Jahre, um diese Möglichkeit wirklich zu akzeptieren. Anders als Menschen wie Anja und Magda erlebe ich mich selbst immer noch nicht intuitiv auf diese Art – es sei denn, ich richte meine Aufmerksamkeit bewusst nach innen. In meinem normalen Bewusstseinszustand fallen mir die feinen Unterschiede in Sichtweise, Benehmen und Sprachgewohnheit nicht auf, wenn meine Teile kommen und gehen. All das verschmilzt zu einem Mosaik meiner Erfahrung. Ich identifiziere mich mit der »Gestalt« des Mosaiks, ohne mir der einzelnen Teile bewusst zu sein. Erst wenn einer dieser Mosaikteile so in den Vordergrund tritt, dass er die Führung übernimmt, spüre ich, wie sehr ich zu einer anderen Person werde.

Erinnern Sie sich an eine Situation, als jemand aus Ihrer Familie oder ein enger Vertrauter etwas getan hat, das Sie verletzte, und Sie sich über sie oder ihn geärgert haben. Wie veränderte sich Ihr Denken, nicht nur über diese Person, sondern ganz allgemein? Wie veränderten sich Ihre Erscheinung, Ihre Haltung, Ihre Bewegungen und Ihre Stimme? Wenn Sie so sind wie ich, fühlt es sich an, als würde Ihr Körper zeitweise von einer anderen Person übernommen. Ich fange an, in Schwarz und Weiß zu denken, in Begriffen von Gut und Böse. Ich fühle mich jünger, impulsiver und energetischer. Meine Liebe oder meine Empathie für die andere Person verschwindet. Ich kann nur noch meine Seite der Angelegenheit sehen, mit dem überwältigenden Wunsch, meinen Willen durchzusetzen. Ich kann rücksichtslos sein, ohne auf die Konsequenzen meiner Worte und Handlungen zu achten. Mein Gegenüber verändert sich körperlich, sieht hässlicher und abstoßender aus. Ich werde plötzlich laut und gestikuliere wild mit meinen Armen, um meinen Standpunkt zu betonen. Ich neige dazu, laut zu klagen und mit Verachtung oder Herablassung zu sprechen. Mit anderen Worten, ich verwandle mich von einer akzeptablen Ausführung eines menschlichen Wesens in einen hormongesteuerten, egozentrischen, pubertierenden Jungen.

Sobald ich meine Aufmerksamkeit auf diese Wut richtete und ihr Fragen stellte, begriff ich, dass es tatsächlich eine pubertierende Persönlichkeit in mir gab, die nicht nur wütend war, sondern sich auch verletzt und ängstlich fühlte. Sie glaubte, mich vor Verletzungen durch mir nahekommende Menschen schützen zu müssen. Daher war sie in Gefahrenzeiten mit ihrer Wut im Vordergrund. Aber diese Wut ist nicht ihr eigentliches Wesen. Die Wut tritt nur im Zusammenhang mit ihrer beschützenden Rolle auf. Sie steht heroisch vor meinen jüngeren Teilen, die den Schmerz vergangener Zurückweisungen tragen; und sie steht für meine ängstlichen Teile ein, die es nicht wagen, sich gegen irgendjemanden zu behaupten.

Wenn Sie sich Ihrer Wut mit Neugier zuwenden, werden Sie vermutlich überrascht erkennen, dass auch sie weit mehr als nur eine Ansammlung negativer Gefühle ist. Vermutlich werden Sie bei sich Mitgefühl und Dankbarkeit für sie entdecken.

Ein System voll ausgebildeter innerer Persönlichkeiten

Der Begriff »Teile« wird dem Phänomen nicht wirklich gerecht. Ich verwende ihn deshalb, weil er anwenderfreundlicher ist als »Unterpersönlichkeiten«. Jeder sagt manchmal etwas wie »Ein Teil von mir will heute arbeiten gehen, ein anderer würde lieber im Bett bleiben«. Doch ich spreche von vollständigen inneren Persönlichkeiten, die den Teilpersönlichkeiten der Dissoziativen Persönlichkeitsstörung nicht unähnlich sind. Aufgrund der Schwere des Missbrauchs, den sie als Kind erlitten haben, haben Menschen mit dieser Diagnose Teile, die so sehr voneinander isoliert und miteinander polarisiert sind, dass eine dramatische Veränderung in ihrem Verhalten auftritt, wenn einer dieser Teile die Führung übernimmt. Manchmal geht sogar die Erinnerung an Ereignisse verloren, die stattfanden, als andere Teile aktiv waren.

Die Betroffenen brauchten eine extreme innere Aufspaltung, um zu überleben. Menschen, deren Kindheit nicht voll schrecklicher Erfahrungen war, haben Teile, die in harmonischeren Beziehungen zueinanderstehen, sodass sie sich ausgewogener fühlen und auch so wirken. Eine integrierte Persönlichkeit zu haben bedeutet in diesem Zusammenhang nicht etwa die Abwesenheit von Teilen. Es heißt, dass die Teile miteinander auskommen und zusammenarbeiten. Aber sie verschwinden nicht. Teile tauchen auf und ziehen sich zurück. Wir spüren ihre Präsenz, aber unsere Identität verändert sich nicht wesentlich, da der Rest von uns anwesend ist, während das geschieht.

Als sich meine Sicht der Teile vom Eindimensionalen (ein wütender Teil) zum Vieldimensionalen (eine verletzte heranwachsende Persönlichkeit, die in die Rolle des Wütenden gezwungen wurde) wandelte, konnte ich meine Ausbildung als Familientherapeut nutzen, um das Dilemma der Teile noch besser zu verstehen.

Liam zum Beispiel, ein 15-jähriger Klient, geriet in der Schule oft in Schwierigkeiten. Seine Eltern berichteten, er sei zu Hause immer wütend. Als Familientherapeut erforschte ich seine Familiengeschichte und seine Beziehungen zu anderen Familienmitgliedern und Gleichaltrigen, um sein Verhalten im Kontext zu verstehen. So erfuhr ich, dass Liam meinte, seine Mutter und seine jüngere Schwester beschützen zu müssen, da der Vater in der Vergangenheit ihnen gegenüber grenzverletzend gewesen war. Unter diesem Blickwinkel wurde verständlich, dass Liam in die Rolle des wütenden Beschützers gezwungen worden war.

Wir sind es nicht gewohnt, in zusammenhängenden Systemen zu denken. In unserer individualistischen Kultur meinen wir, dass jeder für sein Verhalten verantwortlich ist. Schwangere Teenager werden als unmoralisch verurteilt, Arbeitslose als faul, Drogenabhängige als hedonistisch. Nur selten schauen wir auf die Zusammenhänge. Werden solche nahegelegt, wird meist unterstellt, sie seien Entschuldigungen für unverantwortliches Verhalten. Liam galt als eines der bösen Kinder an seiner Schule und wurde als verhaltensgestört eingestuft. Jeder beurteilte ihn nach seinem Verhalten.

Verstehen zu wollen, wie das Verhalten einer Person mit ihren Beziehungen oder mit Ereignissen in der Vergangenheit zusammenhängt, anstatt sie einzig aufgrund ihrer Erscheinung oder ihres Handelns zu beurteilen, nennt man »systemisches Denken«. Die Familientherapie brachte das systemische Denken in die Psychiatrie und Psychologie, die zuvor von psychoanalytischen und medizinischen Konzepten beherrscht waren. Auf deren Grundlage wurden Menschen diagnostiziert und behandelt, ohne dass dem sozialen Kontext ihres Problems eine Bedeutung beigemessen wurde.

Auf Basis des systemischen Denkens begann ich nun zu untersuchen, wie die Rolle eines Teils mit seinen Beziehungen zu anderen Teilen zusammenhängt; so wie ich Liams Wut mit seiner Position in seiner Familie in Verbindung brachte. Wie ich zuvor beschrieben habe, zeigte sich bei der Befragung von Anjas Kritiker, dass es zwei Gruppen innerer Beziehungen gab, die ihn in seiner Rolle hielten. Er fürchtete, wenn er Anja nicht ständig antrieb, würden ihre nachlässigen Teile die Führung übernehmen und sie fett und faul machen. Außerdem fürchtete er, dass ihre empfindsamen, kindlichen Teile verletzt würden, weil die nachlässige Anja von der Außenwelt abgelehnt werden würde. So wie Liam sich gezwungen fühlte, in der wütenden Rolle zu bleiben, weil er im Konflikt mit dem Vater stand und seine Mutter und Schwester beschützen musste, wurde Anjas Kritiker davon abgehalten, sich zu verändern, weil er einige Teile bekämpfte und andere beschützte.

Was bedeutet all das nun für Sie und Ihre inneren Beziehungen? Als Erstes verdeutlicht es, dass Ihr Verständnis Ihrer Teile darüber entscheidet, wie Sie mit ihnen umgehen. Wenn Sie sie lediglich als internalisierte Glaubenssätze oder eindimensionale Gefühlszustände betrachten, haben Sie wenig Grund, ihnen zuzuhören oder Ihr Herz für sie zu öffnen. Wenn Sie sie aber als multidimensionale, autonome Persönlichkeiten ansehen, ist es sehr viel wahrscheinlicher, dass Sie ihnen mit Neugier und Mitgefühl begegnen.

Zweitens bedeutet es, dass Ihre Psyche ein komplexes System ist. Ihre Teile haben Beziehungen zueinander, die denen zwischen Familienmitgliedern ähneln. Viele Ihrer Teile können sich erst ändern, wenn sich die Teile, die sie beschützen oder bekämpfen, verändert haben. Wenn Sie einem Teil gegenüber neugierig bleiben, werden Sie erfahren, warum er Angst hat, sich zu verändern. Manchmal sind solche Gründe durchaus realistisch. Ich habe zum Beispiel mit vielen Kindern aus ärmeren Großstadtvierteln gearbeitet, die es sich nicht erlauben konnten, ihre schützende Mauer aus Coolness und vorgespielter Stärke fallen zu lassen, weil andere sie angegriffen hätten, wenn sie sich verletzlich gezeigt hätten. Zumindest konnten wir mit solchen Beschützern verhandeln, damit die Kinder freier wählen konnten, wann sie ihre Schutzmauern wirklich brauchten. Die Beschützer-Teile konnten sich zurückziehen, sobald die Kinder anfingen, für ihre verletzlichen Teile zu sorgen.

Polarisierung

Wenn Ihre Psyche ein System von Teilen ist, wie funktioniert dann dieses System? Eines der Prinzipien menschlicher Systeme ist, dass Differenzen dazu neigen, sich hochzuschaukeln und zu polarisieren. Haben Sie in einem Streit jemals eine Position eingenommen, von der Sie nicht wirklich überzeugt waren, nur um der extremen Auffassung Ihres Gegenübers zu widersprechen? Auch wenn Sie zuvor in vielen gesellschaftspolitischen Fragen mit Ihrem Schwiegervater einer Meinung waren, haben Sie sich dieses Mal vielleicht für die Gegenseite entschieden. Sie denken, die starrköpfige Politik Ihres Schwiegervaters würde die Oberhand gewinnen, wenn Sie auch nur im Geringsten nachgäben. Sie wollen nicht nachgeben, solange er es nicht tut! Das nennt man Polarisierung: Jeder Partner nimmt eine Position ein, die im totalen Gegensatz zu oder in Konkurrenz mit der des anderen steht. Jeder Partner nimmt diese extreme Position ein, weil er fürchtet, dass etwas Schreckliches geschieht, wenn er es nicht täte. Das kommt in menschlichen Systemen auf allen Ebenen vor: Eltern werden zu Feinden, Geschwister zu Rivalen, Teile werden zu Gegenspielern.

Der Psychiater Paul Watzlawick und seine Kollegen benutzen eine nautische Metapher (die ich etwas ausschmücken möchte), um die Polarisation in Systemen zu illustrieren. Sie entwarfen ein Bild von zwei Seglern,

> *»… von denen jeder für sich und auf seiner Seite weit über Bord hängt, um das Boot im Gleichgewicht zu halten: Je mehr der eine sich hinauslehnt, desto weiter hinaus muss sich auch der andere lehnen, um die Gleichgewichtsstörung ›auszureiten‹, die die Stabilisierungsversuche des anderen verursachen, …«*[16]

Beide Segler haben ihre bevorzugten, wertvollen Rollen verlassen und sind nun in Positionen, die schädlich für das Boot sind, weil sie es anfällig fürs Kentern machen. Auch sind beide in ihren Positionen starr begrenzt. Jeder muss sein Extrem im Verhältnis zum Extrem des anderen beibehalten. Jeder kann sich nur in einer Gegenseitigkeit zur Bewegung des anderen bewegen. Die Ironie ist, dass keiner der beiden die Rolle mag, in der er sich befindet. Beide Segler wünschen sich, zur Harmonie zurückzukehren, doch jeder von ihnen hat gute Gründe, die Konsequenzen eines einseitigen Aufgebens seiner Position zu fürchten. Das Schiff *würde* umkippen, wenn sich einer nach innen bewegt.

Beide Segler glauben zu Recht, dass, wenn sich einer nach innen bewegt, das Boot kentern würde, weil der andere sich weiterhin hinauslehnt. Die einzige Lösung besteht deshalb darin, dass sich beide gleichzeitig nach innen bewegen. Da sie sich aber gegenseitig nicht vertrauen, muss eine dritte Partei, der beide vertrauen, ihnen versichern, dass, wenn der eine in die Mitte kommt, der andere es auch tun wird. Hätten die Segler einen vertrauenswürdigen Kapitän, könnte dieser beide dazu bringen, gleichzeitig von der Reling herunterzukommen. Sind sie erst einmal von der Einengung und dem Stress der Polarisierung befreit, können sich beide frei im Boot bewegen. Zudem können sie zu ihrer wertvollen und positiven Rolle zurückfinden, weil sie dem Kapitän vertrauen, dass er einen sicheren und für beide Seiten vorteilhaften Kurs einschlagen wird.

Um unsere Analogie weiterzuverfolgen, lassen Sie mich noch mal zu Anja zurückkehren. Viele ihrer Teile waren auf diese Art polarisiert. Wie schon beschrieben, hörte sie von einer kritischen, antreibenden Stimme ständig, sie solle härter arbeiten und perfekt sein. Wenn sie einen Moment still saß, warf ihr dieser kämpfende Teil jedes Mal vor, sie sei faul. Er erinnerte sie an all die Dinge, die unbedingt getan werden müssten. Ich ließ Anja diesen kritischen Kämpfer fragen, was er befürchte, passieren würde, wenn er sie nicht ständig auf Trab hielt und sie damit an den Rand der Erschöpfung trieb. Er sagte, sie würde den ganzen Tag herumsitzen und sich mit Essen vollstopfen, bis sie fett wäre. Anja hatte erzählt, dass sie als Kind und Jugendliche pummelig gewesen war und darunter gelitten hatte. Sie gestand sich ein, dass es diesen esssüchtigen Teil gab und dass sie ihn ständig bekämpfte, seit sie als Studentin abgenommen hatte.

Zu seiner Verteidigung sagte Anjas esssüchtiger Teil, dass er jedes Mal, wenn Anja erschöpft sei, die Führung übernehmen und sie lahmlegen müsse, weil der Kämpfer so übermächtig sei. Die Essattacken dienten dazu, mit der Spannung umzugehen, die durch den Druck des Kritikers entstand. Aber sobald die Essattacke vorbei war, ging der Kritiker wieder auf Anja los, warf ihr vor, dass sie ein »Schwein« sei, und stieß sie zurück in ihr hektisches Hamsterrad. Jeder von Anjas polarisierten Teilen glaubte, dass, wenn er weniger extrem wäre, der andere die Führung übernehmen und folglich das Boot versenken würde. Diese Teile waren festgefahren. Keiner konnte sein Extrem hinter sich lassen ohne die Gewissheit, dass der andere das Gleiche tun würde; und jeder würde sich einem solchen Vorschlag widersetzen, solange er diese Zusicherung nicht hatte. Sie kämpften um Anjas Sicherheit, und beide glaubten, dass der jeweils andere sie herunterzöge.

Viele Leute in ihrem Umfeld, einschließlich einer anderen Therapeutin, gaben Anja den vernünftigen Ratschlag: »Warum machst du nicht langsamer und hörst auf, dich so fertigzumachen?« Da sie keine Vorstellung von Anjas innerem System hatten, wussten sie nicht, dass sie sich unbeabsichtigt auf die Seite des esssüchtigen Teils stellten, und damit den kämpfenden Kritiker umso extremer machten. Solange Sie das Wesen der Polarisierung nicht verstehen, werden Sie ständig solche Fehler machen. Genau wie Mitglieder einer Familie oder Staaten in der internationalen Politik können und wollen polarisierte Teile sich nicht einseitig verändern.

Wie am Boot-Beispiel deutlich wurde, ist es ohne effektive Führung nicht möglich, Harmonie und Balance in der Mannschaft zu erreichen. Glücklicherweise hat jeder bereits einen fähigen inneren Führer. Sobald Anja in der Lage war, von ihrem Selbst aus mit jedem Teil zu interagieren, fassten alle Teile Vertrauen zu ihr. Ihr Selbst konnte den polarisierten Teilen helfen, miteinander in Kontakt zu kommen und diesen Kampf um ihre Seele zu beenden. Schließlich wurde der Kritiker zu einem Berater, der vernünftige Ziele setzte und Strategien zu deren Umsetzung entwickelte. Und der Esssüchtige begriff, dass er Anja nicht länger vor dem Kritiker schützen musste. Er wurde zu einer ruhigen Stimme, die sie daran erinnerte, sich zu entspannen.

Als diese Polarisierung, und das damit verbundene Kämpfen und übermäßige Essen, aufhörte, konnte Anja Zugang zu den verletzlichen, kindlichen Teilen und deren Traurigkeit bekommen, von der sie all die Aktivität abgelenkt hatte. Da die zwei beschützenden Teile ihren Kampf nicht wieder aufnahmen, konnte sie nun lange genug bei der Traurigkeit bleiben, um etwas über deren Ursprung zu erfahren, und schließlich den Teil heilen, der so traurig war.

Ich fand heraus, dass Teile, die andere Klientinnen und Klienten über Jahre gequält hatten, in einer ähnlichen Zwickmühle aus Polarisierung und Schutz feststeckten. So etwa bei Liam: Damit er weicher werden konnte, musste zunächst etwas mit seinem Vater geschehen. Die polarisierten Teile konnten sich erst verändern, wenn andere Dinge sich zuvor geändert hatten. Ich hatte meine Klienten in zum Scheitern verurteilte Machtkämpfe mit diesen Teilen gebracht, weil die Teile nicht nachgeben konnten. Sie waren ja überzeugt, dass die Sicherheit des inneren Systems davon abhing, dass sie in ihrer Rolle blieben. Bevor Anjas Kritiker ganz loslassen konnte, musste sie ihm zeigen, dass sie ihre verletzlichen

Teile selbst schützen konnte und dass sie die nachlässigen nicht die Führung übernehmen lassen würde.

Feststecken in der Vergangenheit

Die Erfahrung mit Anjas Kritiker bewirkte einen Wandel in meinem Vorgehen. Anstatt zu versuchen, die inneren Systeme meiner Klientinnen und Klienten mit Druck neu zu organisieren, wurde ich immer neugieriger auf sie. Um Teile wirklich zu verstehen, bemühte ich mich, meine vorgefassten Annahmen über die Natur von Gedanken und Gefühlen loszulassen und von meinen Klienten zu lernen. Ich sprach mit Hunderten von Teilen meiner Klienten und versuchte, sogar den Teilen gegenüber offen und neugierig zu bleiben, die meinen Klienten oder anderen schaden wollten. Es wurde deutlich, dass die Rolle vieler Teile nicht nur durch ihre beschützende oder polarisierte Position im System bestimmt wurde, sondern auch durch irrational erscheinende Glaubenssätze oder Gefühle. Ein wütender Teil eines Klienten spürte überall um ihn herum Gefahr, obwohl er in einer sicheren Umgebung lebte. Ein suizidaler Teil einer anderen Klientin war überzeugt, dass sie sterben müsse, weil sie schlecht sei. Noch ein anderer Klient hatte einen Teil, der glaubte, er (der Klient) sei nicht liebenswert, obwohl er viele Menschen um sich hatte, die ihn ganz eindeutig gernhatten.

Anstatt solche Glaubenssätze in Zweifel zu ziehen, fragte ich nun, woher die Teile diese Überzeugungen hatten. Als unmittelbare Folge dieser Fragen begannen viele Klientinnen und Klienten, Bilder aus ihrer Vergangenheit zu sehen. Für manche war es, als würden sie bestimmte Ausschnitte eines Films über ihre eigene Kindheit sehen. Oft waren das traumatische Szenen: Zurückweisung, Demütigung, körperlicher oder sexueller Missbrauch und beängstigende oder beschämende Ereignisse. Meist waren das nicht etwa vergessene Erinnerungen, sondern Ereignisse, die in der Lebensgeschichte der Klienten bagatellisiert, verharmlost oder »vernebelt« wurden. Einige Klienten waren erschüttert und weinten, als würden sie in die Szenen, die sie beobachteten, hineingezogen und diese wieder erleben. Ich war zunächst nicht sicher, wie ich damit umgehen sollte. Zu dieser Zeit fühlte ich mich noch nicht wirklich wohl, wenn ich mit intensiven Gefühlen konfrontiert wurde – egal, ob mit meinen eigenen, denen meiner Familienangehörigen oder meiner Klientinnen und Klienten. Sobald sich Klienten der Grenze meines emotionalen Wohlbefindens näherten, fürchtete ich, sie könnten von ihren Gefühlen derart überwältigt werden, dass es kein Zurück mehr gäbe und sie in einen ausweglosen Zustand der Verzweiflung geraten könnten.

Es ist kein Zufall, dass ich Angst vor starken Gefühlen hatte, weil ich so meinen eigenen verbannten Gefühlen zu nahe gekommen wäre. Dann brachte eine Krise in meinem Leben einige meiner verletzten und einsamen Teile zum Vorschein. Ich war gezwungen, sie zur Kenntnis zu nehmen, und lernte, sie wertzuschätzen. Danach konnte ich meine Klientinnen und Klienten viel besser begleiten, während sie intensive Gefühle erlebten. Vor dieser persönlichen Arbeit war es jedoch häufiger so, dass ich zu erregte oder weinende Klienten aufforderte, aus ihrer traumatischen Szene herauszugehen und das Ganze aus einem unbeteiligteren Zustand heraus zu betrachten. Manche Klienten waren dazu in der Lage, aber andere verschlossen sich dann ganz und hatten Schwierigkeiten, zu der jeweiligen Szene zurückzugehen.

Sobald ein Teil zeigen konnte, wann er in der Vergangenheit des Klienten eine irrationale Überzeugung oder ein Gefühl übernommen hatte, erschien das Gefühl oder die Überzeugung weit weniger irrational. In Anbetracht dessen, was meinen Klientinnen und Klienten widerfahren war, erschien es oft völlig einleuchtend, dass sie zur damaligen Zeit so dachten oder fühlten. Irgendwie trug ein Teil meiner Klienten weiterhin die Ideen, Gefühle und Wahrnehmungen aus früheren Phasen in sich, obwohl inzwischen Jahre vergangen waren und die Person nicht mehr in der gleichen Situation war. Es war, als steckten diese Teile in der Vergangenheit fest, erstarrt in einer schrecklichen Zeit. Es war, als würde oder könnte für jene Teile das damals Geschehene immer noch oder wieder geschehen. Es schien, als hätten sie noch immer die Botschaften über sich selbst und die Welt verinnerlicht, die sie damals aufgenommen hatten. Viele Klientinnen und Klienten fühlten sich erleichtert, nachdem sie die Geschichte eines Teils gehört und wirklich verstanden hatten. Sie waren jahrelang verunsichert durch die für ihren rationalen Verstand verrückten Zwänge, Ängste, Sehnsüchte oder Weltanschauungen. Jetzt verstanden sie die Gründe.

Gute Teile – schlechte Rollen

Weit bedeutsamer jedoch war die Reaktion der Teile, wenn sie sich endlich verstanden fühlten. Es war, als hätten sie all die Jahre versucht, ihre Geschichte zu erzählen, konnten aber nicht durchdringen. Alles, was sie zu brauchen schienen, war, dass das Selbst der Person verstand, was geschehen, und anerkannte, wie schlimm es gewesen war. Sobald das erfüllt war, transformierten sich diese Teile oft spontan. Klientinnen und Klienten berichteten, dass sich ihr Bild und ihre Erfahrung eines solchen Teils veränderten. Es war, als ob der Teil eine Last losgelassen hätte, die seine Existenz – wie ein Computerchip oder ein Fluch – beherrscht hatte. Viele Teile wurden freudvoll, als seien sie von einer Fessel befreit worden. Nach der Entlastung wollten viele Teile einfach nur spielen, tanzen oder ausruhen. Manche übernahmen andere Rollen, die gegensätzlich zu ihren alten waren. Zum Beispiel wurde Anjas Kritiker ein unterstützender Cheerleader, der sie ermutigte, ihr Bestes zu geben.

Diese Veränderungen mitzuerleben führte mich zu meiner heutigen Sicht auf Teile – als vollständige innere Persönlichkeiten, die uns durchs Leben begleiten und uns auf verschiedenste Weise wertvolle Dienste erweisen. Manche sind jung und voller Unschuld, Ehrfurcht und Freude. Sie geben unserer Existenz Stabilität. Sie helfen uns zu spielen, kreativ zu sein, zu entspannen und Intimität zu genießen. Andere können gut Situationen und Menschen einschätzen. Wie wertvolle Berater können sie planen und Probleme lösen. Wieder andere verleihen uns Beharrlichkeit bei Schwierigkeiten und die Stärke, Herausforderungen zu begegnen. Manche sind sexuell gefärbt, während sich andere mehr an Kunst erfreuen.

Es ist, als hätte jeder eine ganze Sammlung von Personen verschiedenen Alters, Temperaments und mit unterschiedlichen Talenten in sich, die uns bei jeder Aktivität helfen können, wenn sie nicht von Lasten der Vergangenheit überdeckt sind oder miteinander kämpfen. Wenn unsere inneren Familien harmonisch miteinander umgehen, wird ein Teil mit einem bestimmten Talent auftauchen, wenn dieses gebraucht wird, und andere werden zurücktreten. Ich arbeitete zum Beispiel mit Sportlern, um Kontakt zu dem Teil herzustellen, der die außergewöhnliche sportliche Leistungsfähigkeit besitzt, sodass er beständig in ihrem Körper aktiv ist, anstatt nur gelegentlich aufzutauchen. Ein Grund, warum mein eigener athletischer Teil so effektiv ist, liegt darin, dass er sich nicht darum kümmert, was irgendjemand über meine Leistung denkt. Er hilft mir, mich mit minimalem Leistungsdruck in den Fluss des Spiels zu begeben. Diese Art Unempfindlichkeit ist allerdings nicht so nützlich, wenn ich mich nach einem Streit wieder mit meiner Frau versöhnen will. Da laufen die Dinge gut, wenn der unempfindliche, athletische Kerl zurücktritt und sich die Teile zeigen, denen meine Wirkung auf andere wichtig ist.

Idealerweise ist Ihr Selbst in jeder Situation, bei jeder Aktivität oder Interaktion anwesend, und die benötigten Teile sind da und bieten Anregungen an. Die passenden Teile verbinden ihre Emotionen oder Fähigkeiten harmonisch mit dem Selbst oder übernehmen manchmal sogar völlig Ihren Körper. In diesem idealen Szenario übernimmt ein Teil nur mit Erlaubnis des Selbst die Führung, statt automatisch einzuspringen, um Sie zu schützen. Es kann sehr viel Spaß machen, wenn ein spielerischer Teil den Körper völlig übernimmt; und es kann manchmal heilend sein, einem trauernden Teil vollen Ausdruck zu verleihen. Daher ist ein Mensch in Selbstführung nicht von der Welt losgelöst, seine Gefühle sind nicht abgespalten. Stattdessen nimmt er einen großen Schluck aus der bittersüßen Quelle des Lebens und bewahrt gleichzeitig Gleichmut im Innersten.

Wenn es Ihnen wie mir geht, sind Sie von diesem Ideal weit entfernt. Es gibt einige herausfordernde Situationen, in denen ich fast immer in Selbstführung bleiben kann. In anderen ist das Selbst unbeständig, und in wieder anderen, wenn beispielsweise meine Frau wütend auf mich ist, verliere ich die Selbstführung normalerweise völlig. Ihr Ärger aktiviert in mir Teile, die an verschiedenen Punkten meiner Kindheit feststecken und intensive Lasten wie Angst, Scham, Wut oder Selbsthass in sich tragen. Wenn irgendeiner dieser Teile aufgewühlt wird, kann er mein Bewusstsein derart überfluten, dass mein Selbst zeitweilig verdunkelt ist und ich wie dieser Teil denke, fühle und handle. Das sind besonders düstere Zeiten für mich, weil ich nicht mehr über die Hoffnungslosigkeit und begrenzte Perspektive dieser Teile hinausblicken kann und mich von ihren Gefühlen überwältigt fühle. Ich werde zu dem kleinen Jungen, der ich einst war. Ich fürchte dann die Tracht Prügel meines Vaters oder die Schelte meiner Mutter und bin sicher, dass die Beziehung zu beiden unwiederbringlich zerstört ist. Ich schwimme in einem Meer von Gefühlen und spüre keine Mitte mehr. Glücklicherweise dauern diese Episoden nicht mehr so lange an, seit ich wie zuvor erwähnt selbst einige dieser Teile geheilt habe. Mein Selbst kommt schneller wieder zurück als zuvor. Obgleich die dunklen Nächte meiner Seele kürzer sind, sind sie immer noch unangenehm. Je nachdem, welcher Teil die Führung übernimmt, verschließe ich mich möglicherweise und bin eingeschnappt oder ich schlage mit einer verbalen Gegenattacke zurück. In der Spirale meiner Wut und Verletztheit kann ich jegliches Gefühl der Liebe zu meiner Frau verlieren, sodass ich mich schließlich frage, warum ich sie je geheiratet habe. Unvermeidlicherweise werden ihre Teile wiederum durch meine provoziert, und so nimmt das Verhängnis seinen Lauf.

Angesichts des Ausmaßes, in dem sich Teile in unser Leben einmischen und schreckliche Gefühle auslösen, ist es nur verständlich, dass wir sie loswerden wollen. Der Wert einer inneren Stimme, die uns beschimpft, oder einer Angst, die dazu führt, dass wir uns zurückziehen, lässt sich nur schwer erkennen. Diese Teile haben eine so verheerende Macht über uns, dass es ein natürlicher Impuls ist, sie zu hassen und zu bekämpfen. Und es ist wahr: Oft sind sie in ihrem gegenwärtigen Zustand destruktiv. Ich fordere Sie nicht dazu auf, Ihre Depression zu akzeptieren oder sich mit Ihrem inneren Kritiker abzufinden. Ich möchte sagen, dass ein Teil seine destruktiven Lasten ablegen und sich in etwas Wertvolles verwandeln kann, wenn Sie anders zu ihm in Beziehung treten. So schwer es auch zu glauben sein mag, sogar der diabolischste Ihrer Teile ist ein guter Teil, der in eine schlechte Rolle gezwungen wurde. Ich bin nie einem Teil begegnet, den ich nicht letztendlich mögen konnte. Dabei bin ich einigen wirklich bösen Teilen begegnet: Manche wollten meine Klientinnen und Klienten töten, andere belästigten Kinder. Sogar diese inneren Dämonen offenbarten, wenn man ihnen mit nicht-urteilender Neugier begegnete, die Gründe, die sie in solche Rollen gedrängt hatten, und ihre Scham über das, was sie getan hatten. Sogar diese Teile transformierten sich schließlich.

Entlastete Klienten

Was geschieht, wenn Menschen anfangen, ihr inneres System umzugestalten und sich von ihrem Selbst leiten lassen? Manche Klientinnen und Klienten betrachten ihr Leben mit neuen Augen und erleben das, was der Dichter David Whyte eine Art »Schock über das innere Etikett«[17] nennt. Sie begreifen, welchen Preis sie bislang für ihre auf Angst basierenden Entscheidungen gezahlt haben, die ihnen in ihrer Karriere, in ihrem Lebensstil oder ihrer Partnerschaft wenig Raum für ihr Selbst oder neu entdeckte Teile ließen. Sie folgen nun ihren Leidenschaften in unbekannte Gewässer.

Für viele andere Klienten sind die Veränderungen in ihrem äußeren Leben weniger dramatisch. Sie finden Möglichkeiten, ihr derzeitiges Leben reicher oder entschleunigter zu gestalten. Oft werden sie kreativer, verbringen Zeit in der Natur, haben neue Beziehungen oder engagieren sich ehrenamtlich; und sie geben Aktivitäten auf, die in erster Linie ihren Schmerz oder ihre Scham lindern oder davon ablenken sollten. Sie werden weniger besessen von Erfolg, Geld, digitalen Geräten, Zeitmanagement, Aussehen und verbringen lieber Zeit mit Menschen oder sich selbst. Sie fahren auf der steinigen Straße des Lebens sanfter über die Unebenheiten, die sie sonst ins Wanken gebracht hätten, da sie jetzt anscheinend bessere Stoßdämpfer haben.

In manchen Klientinnen und Klienten entsteht durch die innere Arbeit eine neue Fähigkeit zur Wertschätzung. Sie haben nicht mehr das Gefühl, sie müssten ihren Partner verlassen oder ihren Job kündigen, denen sie vorher die Schuld an ihrem inneren Aufruhr gegeben haben. Wenn diese Klienten irgendwann auf ihre wahren Bedürfnisse hören, haben sie nichts mit einem neuen Partner, einer anderen Arbeit oder einem anderen Körper zu tun. Einfach die Teile anzunehmen, die im dunklen Wald ihrer Psyche gestrandet waren, half, den Schatten zu lichten, der über ihrer Seele lag. Je mehr sie sich selbst annehmen konnten, desto mehr konnten sie auch die Teile ihrer Partner akzeptieren, die sie an ihre eigenen Verbannten erinnerten. Lebenslange Begierden, Gelüste und Obsessionen lösten sich auf, und sie fühlten sich präsenter im Leben, weil – wortwörtlich – mehr von ihnen präsent war.

Was heißt es aber, im eigenen Leben präsenter zu sein? Betrachten Sie einmal diesen Eintrag aus dem Tagebuch einer Klientin. Holly ist alleinerziehende Mutter eines Sohnes, Josh, und zweier Töchter.

Samstagabend hatte Josh einen Freund zum Übernachten da. Sie fragten mich, ob ich mit ihnen im Park Fahrrad fahren würde. Es klang gut, ich wollte gerne mitkommen. Wir drei setzten uns auf die Räder. Wir fuhren den großen Berg hinauf, der zum Park führte, und dann wieder hinunter zum Parkgelände mit seinen ebenen Flächen und seinen kleinen Hügeln und Tälern. Das Lachen und Kichern der Jungs schallten durch die Abendluft. Eine tiefe Zufriedenheit erfüllte mich. Am nächsten Tag fuhren Josh und ich zum See. Es war ein heißer Tag, wunderbar zum Schwimmen. Ich hielt ihn an den Füßen, während er abtauchte. Im tiefen Wasser unterhalb der Felswände spielten wir schwimmend Fangen. Ich war ganz bei Josh im Wasser - ich wollte und brauchte nirgendwo anders zu sein.

Am Montag fragte Josh, ob er seinen »besonderen Abend« haben könne, denn es bedeute ihm so viel; und ich habe immer das Gefühl, es sollte mehr solche Abende geben. Es passte perfekt, da seine Schwestern nicht da waren. Er wollte zum »Red Lobster«, seinem Lieblingsrestaurant, gehen. Der Junge liebt Krabben. Ich war zwar besorgt wegen der Preise, beschloss aber, dass der Abend so sein sollte, wie er ihn sich wünschte. Er genoss jeden Bissen. Danach sahen wir uns *Tarzan* an. Ich war glücklich, mit ihm zusammen zu sein. Er ist neun und mag es noch, meine Hand zu halten und mit mir zu kuscheln.

Ich liebe es, wenn er lächelt, wenn er glücklich ist.

Das alles mag für andere einfach und normal erscheinen, doch für mich ist es das nicht. Ich habe mich so lange danach gesehnt, mehr als nach irgendetwas sonst. Ich habe mir immer gewünscht, dass meine Liebe für meine Kinder frei und spontan fließen kann, dass ich mich über sie freue und ganz einfach mit ihnen Spaß habe. Dass ich mit ihnen Zeit verbringe, nicht weil ich sollte oder müsste, sondern mit echtem Vergnügen und voller Aufmerksamkeit; ohne abgelenkt oder in Gedanken verloren zu sein. Ich habe zwar fast Angst, es zu zerreden, doch es fängt an, wirklich zu werden. Beim Fahrradfahren, beim Schwimmen am nächsten Tag und an Joshs »besonderem Abend« war es da. Es war fließend, so wie ich es mir immer gewünscht habe - meine Liebe und mein Vergnügen, bei ihm zu sein, fühlten sich an wie ein sanfter, wohltuender Regen.

Diese Aktivitäten waren nichts Neues für Holly. Neu daran war das Ausbleiben des üblichen inneren Jammerns darüber, was sie am nächsten Tag zu tun hätte; dass das, was Josh tat, gefährlich oder falsch sei; wie schlecht sie sei, weil sie sich nicht öfter Zeit dafür nahm, usw. Neu war auch die Präsenz von Teilen, die gerne spielten, ihren Körper in Aktion spürten oder einfach gerne mit Josh zusammen waren. Es ist die Kombination aus der Abwesenheit des Nörgelns und der Anwesenheit von zuvor verbannten Teilen, die uns die ersehnte Liebe zum Leben bringt.

Von Natur aus gut?

Diese Entdeckungsreise mit meinen Klientinnen und Klienten führte zu verblüffenden Schlussfolgerungen darüber, wer wir wirklich sind. Wir sind in unserem Innersten viel mehr, als wir uns vorstellen können. Ja, sogar genau die Aspekte, von denen wir meinten, sie würden unsere Wertlosigkeit beweisen, sind in Wirklichkeit Rohdiamanten. Wir sind von Natur aus gut, durch und durch.

Da sich meine Skepsis erst legte, nachdem diese ermutigenden Annahmen über Jahre wieder und wieder bestätigt wurden, erwarte ich nicht von Ihnen, dass Sie diese Idee akzeptieren, nur weil ich behaupte, sie sei wahr. Niemand sollte sich einer Meinung anschließen, bevor er sie nicht für sich innerlich geprüft hat. Wie Buddha sagte:

> *»Glaube nicht an die Bedeutsamkeit von Traditionen, selbst wenn sie über viele Generationen hinweg und an vielen Orten in Ehren gehalten worden sind; glaube nicht etwas, nur weil viele Leute es meinen; glaube nicht den alten Weisen. Glaube nur, was du für dich selbst geprüft und für richtig befunden hast.«*

Da wir alle jedoch von der negativen Haltung der westlichen Kultur gegenüber der menschlichen Seele voreingenommen sind, ist es für jeden schwierig, etwas mit einer offenen, neugierigen Anfängerhaltung zu erforschen. Dieses Buch möchte den Boden dafür bereiten, dass Sie sich beim Erforschen Ihrer inneren Welt neben der kulturell bedingten Erwartung von etwas Krankhaftem auch die Möglichkeit offenhalten, wir könnten von Natur aus gut sein.

Übung

Einen Teil kennenlernen

Nehmen Sie sich etwas Zeit und suchen Sie sich einen bequemen Platz, an dem Sie ungestört sein können. Dann wählen Sie ein Gefühl, ein Denkmuster oder eine innere Stimme aus, die Sie gerne kennenlernen möchten. Vorläufig beginnen Sie am besten mit etwas, das keine schlimmen Empfindungen in Ihnen auslöst. Falls Ihnen gerade nichts einfällt, können Sie die Liste aus den Übungen in Kapitel 1 durchgehen. Sobald Sie etwas ausgewählt haben, konzentrieren Sie sich auf diese Stimme, diesen Gedanken oder dieses Gefühl und finden Sie heraus, wo in oder um Ihren Körper herum Sie sie bemerken. Falls Sie keine bestimmte Stelle finden, ist das in Ordnung; wenn doch, kann es Ihnen helfen, die Aufmerksamkeit dort zu halten, während Sie mit der Übung fortfahren.

Machen Sie sich bewusst, was Sie für den Teil empfinden, von dem diese Stimme, dieser Gedanke oder dieses Gefühl ausgeht. Wenn Sie etwas anderes als Neugier, Akzeptanz oder Mitgefühl für diesen Teil spüren, dann finden Sie die Teile, die diese Gefühle oder Gedanken gegenüber dem ursprünglichen Teil haben. Schauen Sie, ob diese bereit sind, Ihnen zu vertrauen und beiseitezutreten.

Wenn die anderen Teile zurücktreten und Sie neugierig auf den ursprünglichen Teil werden, nehmen Sie sich Zeit, um ihn kennenzulernen und herauszufinden, was er Ihnen mitteilen möchte.

4

Verbannte, Manager und Feuerbekämpfer

Sie haben vielleicht bemerkt, dass die bisher erwähnten Klientinnen und Klienten häufig zwei Arten von Teilen haben: Teile, die ihr System beschützen, und andere, die verletzlicher sind und beschützt werden. In diesem Kapitel werde ich eine »Landkarte« vorstellen, mit der Sie die unterschiedlichen Persönlichkeitsanteile Ihrer Psyche besser verstehen können. Da wir alle auf ähnliche Weise verletzt wurden, organisieren sich unsere inneren Systeme in ähnlichen Mustern. Es gibt beschützende Teile in Ihnen, die in Rollen gezwungen wurden, die meinen Teilen ähneln. Der Unterschied in unserem Verhalten hängt größtenteils von den verschiedenen Rollen der Teile ab, die uns dominieren. Ich tendiere zu Schüchternheit, sodass der Teil von mir stark ist, der soziale Risiken scheut. Seit jeher sagt mir dieser Teil, dass ich zurückgewiesen würde und es gar nicht erst versuchen sollte. Ich habe auch einen Teil in mir, der Menschen mag und der sehr aus sich herausgehen kann. Üblicherweise triumphiert mein schüchterner Pessimist in dieser Polarisierung. Bei Ihnen kann es gerade umgekehrt sein. Sie werden vielleicht von einem umgänglichen Teil geführt, der generell Ihren Pessimisten übergeht, sodass Sie als extrovertiert gelten. So gesehen sind alle Kategorisierungen von Persönlichkeitsstilen eine Beschreibung der Art und Weise, wie sich die inneren Teile von Menschen organisiert haben – sei es das Enneagramm, das DSM-5 (*Diagnostic and Statistical Manual of Mental Disorders*), das Meyers/Briggs-Modell etc.

Im IFS-Modell werden die beschützten Teile als *Verbannte* bezeichnet. Sie sind jene verletzten Teile, die wir in innere Gefängnisse wegzuschließen versuchen oder erstarrt in der Vergangenheit zurückgelassen haben. Es gibt außerdem zwei Arten von Teilen, die sowohl die Verbannten als auch das System vor den Verbannten schützen: *Manager* und *Feuerbekämpfer*. Ich werde mit der Darstellung der Verbannten beginnen.

Verbannte

Denken Sie an Zeiten in Ihrem Leben, als Sie sich gedemütigt, voller Kummer und Entsetzen oder verlassen fühlten. Wie sind Sie mit den Erinnerungen, Empfindungen und Gefühlen umgegangen, die mit diesen Ereignissen verbunden sind? Wenn Sie so sind wie die meisten Menschen, haben Sie versucht, alles zu vergessen und die Erlebnisse tief in Ihrem Inneren zu begraben. Überlegen Sie auch, was Ihnen Menschen um Sie herum empfohlen haben, wie Sie damit umgehen sollten. Viele Menschen sind in Kulturen und Familien aufgewachsen, die eine große Geringschätzung gegenüber Schwäche sowie Ungeduld mit emotionalem Schmerz zeigen. Die meisten von uns hörten von wohlmeinenden Familienmitgliedern oder Freunden eine Version der Botschaft »Lass es einfach hinter dir, vergiss es!« Daher versuchen wir die Auswirkungen von schrecklichen Episoden aus der Vergangenheit zu verbannen. Aber dadurch verbannen wir nicht nur Erinnerungen, Empfindungen und Gefühle, sondern auch jene Teile in uns, die am stärksten durch diese Ereignisse verletzt wurden. Diese Teile sind oft unsere sensibelsten, unschuldigsten, offensten und Nähe suchenden Teile, die Fähigkeiten wie Lebendigkeit, Verspieltheit, Spontaneität, Kreativität und Lebensfreude verkörpern. Gerade weil diese Teile so sensibel und offen waren, haben sie die Auswirkungen der Traumata am heftigsten gefühlt und sind in diesen Erinnerungen, Empfindungen und Gefühlen stecken geblieben. Sie sind wie kleine Kinder und wurden – wie traumatisierte Kinder – durch die Ereignisse verändert. Statt ihnen dabei zu helfen, wieder zu heilen, machen wir alles nur noch schlimmer. Als wären sie schwierige Kinder, die unseren Haushalt in Unordnung bringen, Ressourcen und Aufmerksamkeit beanspruchen oder uns in Verlegenheit bringen, versuchen wir, sie an dem Ort zurückzulassen, an dem sie verletzt wurden. Wir gehen einfach weiter. Wenn wir bemerken, dass sie uns hinterherlaufen und einholen, sperren wir sie in den Keller und versuchen, sie zu vergessen.

Es sind nicht nur unsere traumatisierten Teile, die wir in die Verbannung schicken. Denken Sie einmal daran, wie Sie das Aufwachsen in Ihrer Familie erlebt haben. Wie sehr haben Teile von Ihnen den Haushalt durcheinander oder Ihre Eltern in Verlegenheit gebracht? Was waren die unausgesprochenen Regeln Ihrer Familie über Lebendigkeit und Spontaneität, Ärger und Selbstbehauptung, Trauer und Angst, Unabhängigkeit und Selbstbestimmung? Wie sehr war Ihre Familie von Teilen dominiert, die nach außen gut dastehen wollten und von Ihnen verlangten, dass Sie sich der Familie zuliebe einem bestimmten Bild anpassten? Und wie war es in Gruppen von Gleichaltrigen? Wie haben diese jemanden behandelt, dessen Verhalten nicht »cool« war? Mit anderen Worten: In wie viele Schwierigkeiten haben bestimmte innere Teile Sie gebracht, und wie haben Sie versucht, mit diesen Teilen umzugehen?

Als Ergebnis dieser Botschaften unserer Familien, Freunde und Kultur können viele Menschen nur mit den allerbesten Gefühlen umgehen. Wir sind darin geschult, alle negativen Gefühle zu verbannen. Die Macht des positiven Denkens ist vorherrschend; aber zu welchem Preis? Welche Teile gab es in Ihrer Jugend, die Sie in die Verbannung geschickt haben, um akzeptiert zu werden, um erfolgreich und positiv zu sein? Die Autorin Debbie Ford schreibt in ihrem Buch *Schattenarbeit* über Botschaften, die sie in ihrer Familie erhalten hat:

> *»Den meisten von uns wurde in ihrer Kindheit beigebracht, daß die Menschen gute Eigenschaften haben und schlechte. Um akzeptiert zu werden, mußten wir unsere schlechten Eigenschaften ablegen oder sie zumindest verbergen. … Ich hörte: Sei nicht wütend, sei nicht egoistisch, sei nicht gemein, sei nicht gierig.* Sei nicht *war die Botschaft, die ich verinnerlichte. Ich begann zu glauben, ich sei ein schlechter Mensch, denn manchmal war ich gemein, und manchmal war ich wütend, und manchmal wollte ich alle Kekse aufessen. Ich glaubte, daß ich in meiner Familie und in der Welt nur überleben könnte, wenn ich diese Impulse in mir ausmerzte. Und das tat ich. Nach und nach versteckte ich sie so tief in meinem Bewußtsein, daß ich ihre Existenz ganz vergaß. […] Als Teenager hatte ich bereits so viel von mir abgespalten, daß ich eine lebende Zeitbombe war, …«*[18]

Unter diesem Aspekt betrachtet, ist es erschütternd zu erkennen, von wie vielen wunderbaren Ressourcen und Qualitäten Sie sich – ebenso wie Debbie Ford – abgeschnitten haben, und wie eingeschränkt Ihr Leben als Folge davon ist. Aber es ist wichtig, sich klarzumachen, dass das Verbannen von Teilen aus der Perspektive der westlichen Psychologie absolut einleuchtend ist. Wenn Sie nur eine Psyche haben und Sie von beunruhigenden Gedanken und Gefühlen geplagt werden, warum sollten Sie dann nicht versuchen, diese zu verdrängen? Wenn es Sie aus der Fassung bringt, an etwas Tragisches zu denken, warum sollten Sie sich dann nicht angewöhnen, nicht daran zu denken, sondern stattdessen an etwas, das Ihnen ein gutes Gefühl gibt? Das wäre die Lösung – wenn sie funktionieren würde. Bis zu einem bestimmten Grad geht das auch, zumindest für eine Weile.

Aber das funktioniert nur, wenn es Ihnen nichts ausmacht, Ihrer Seele Gewalt anzutun und als Person weniger ganz zu sein. In der Tat macht es vielen von uns nichts aus, weil wir es nicht besser wissen. Wir fühlen uns die meiste Zeit okay und wir überleben. Es geht uns genauso gut wie den meisten Menschen um uns herum. Vielleicht haben wir körperliche oder emotionale Symptome, aber wir bringen diese niemals mit der Energie in Verbindung, die erforderlich ist, um einen großen Teil unserer Seele zu unterdrücken.

Die Angst vor Verbannten

Ironischerweise verstärkt der Verbannungsprozess sich selbst. Nachdem sie weggesperrt wurden, können die Verbannten Ihr System in Gefahr bringen oder zumindest Ihre Funktionsfähigkeit verschlechtern. Sie tun also immer mehr dafür, die Verbannten zu meiden und in Schach zu halten. Nachdem eine meiner Klientinnen, die als Kind schlimmen sexuellen Missbrauch erlebt hatte, eine ihrer Verbannten kennengelernt hatte, beschrieb sie deren Gefühle:

Sie sehnt sich danach, sich einzurollen, sich zu verstecken, kann jedoch nicht die kleinste Bewegung wagen. Jegliches Gefühl von Lebendigkeit würde ihn (den Täter) nur ermutigen, noch mehr zu nehmen. Und so steht sie aufrecht da, die äußere Fassade eines leeren Körpers. In ihrem Inneren staut sich der Druck von Schuld und wachsender Scham; dringt in jede Zelle ein, wie unkontrollierbare, schwarze ätzende Jauche, und lässt sie in sich zusammenfallen.

Wer würde noch einmal erleben wollen, was das kleine Mädchen fühlte? Wenn es aussieht, als seien die zur Auswahl stehenden Alternativen entweder von dieser Art Gefühle überwältigt zu werden oder sie verschlossen zu halten, ist es nicht überraschend, dass wir so viele Verbannte in uns haben.

Es gibt noch weitere Gründe, unsere Verbannten zu fürchten. Sie lassen uns auf eine Weise fühlen und handeln, die von anderen gering geschätzt oder ausgenutzt wird. Sie machen uns verletzbar, schwach, bedürftig, traurig, zurückgezogen, beschämt. Einige Verbannte brauchen so verzweifelt Liebe, dass sie uns in verletzende Beziehungen manövrieren oder uns darin festhalten, nur um ein bisschen Zuwendung zu bekommen.

Für Männer bedeutet Verletzlichkeit unmittelbare Demütigung. In unserer Kultur bedeutet Mann-Sein, dazu in der Lage zu sein, sich sehr schnell und ohne mit der Wimper zu zucken von jeglichen schmerzlichen Gefühlen abzuschneiden. In einer Studie mit Studierenden fanden Forscher heraus, dass Frauen bei Depressionen eine höhere Neigung haben, sich Hilfe zu suchen als Männer. Ich erinnere an Henry David Thoreaus berühmtes Zitat: »Die Masse der Männer führt ein Leben in stiller Verzweiflung.«[19] Es ist kein Wunder, dass Männer ihre Verzweiflung für sich behalten. Wie der Familientherapeut Terrence Real beobachtet:

»Jungen und Männern werden Privilegien und ein besonderer Status garantiert, aber nur unter der Bedingung, dass sie der Verletzlichkeit und Verbundenheit den Rücken kehren und sich dem Pack anschließen. Diejenigen, die das verweigern, wie unkonventionelle oder homosexuelle Männer, werden dafür bestraft. Jene Männer, die verlieren oder dem Wettbewerb nicht standhalten können, zum Beispiel Jungen und Männer mit Behinderungen oder aus der falschen Klasse oder mit der falschen Hautfarbe, werden marginalisiert, fast unsichtbar gemacht. Jungen und Männer leben täglich mit einer Art von Angst, die nur selten gemildert werden kann. Gerade ist der Gang und schmal der Pfad. Ein falscher Schritt und der Sturz in den Abgrund ist tief. Wenn ein Mann kein Sieger ist, ist er ein Verlierer. Er verliert nicht nur ein Spiel, er wird verstoßen.«[20]

Das einsame, stoische Gefängnis, in dem Männer leben, wird im folgenden Dialog verdeutlicht. Es ist das Gespräch zwischen einer Journalistin, die den brutalen Mord an Matthew Shepard untersuchte – dem Mann, der 1998 in Wyoming bis zur Unkenntlichkeit verprügelt wurde, nur weil er homosexuell war –, und einem Freund der Mörder:

»Wenn du deine Gefühle mitteilst, bist du irgendwie ein Weichei.«

Brent Jones, ein heterosexueller Mann, der zusammen mit McKinney und Henderson (den Mördern) zur Schule ging, führte mich durch das psychische Terrain eines Jungenlebens.

»Was machen Sie, wenn etwas wehtut?«

»Dafür hat Gott Whisky geschaffen, meinen Sie nicht? Man besäuft sich total und hofft, dass es weggespült wird; oder du gehst nach Hause und weinst.«

»Trifft das für die meisten Jungen zu, was meinen Sie?«

»Ja, für ziemlich viele.«

»Das heißt, im Geheimen seid ihr alle Weicheier und ihr wisst, dass ihr Weicheier seid, aber ihr könnt es keinem sagen, obwohl ihr alle wisst, dass ihr es wisst.«

»So könnte man es sagen.«

»Können Sie Mädchen gegenüber darüber reden?«

»Nur wenn du weißt, das ist die Eine, dass du sie heiraten wirst; und wenn du dann so tief drinsteckst, dass du dir nicht mehr helfen kannst. Aber wenn das nicht der Fall ist, wenn du denkst, sie wird dich verlassen, dann nicht, weil sie es womöglich jemandem erzählt. Und dann macht es die Runde. Dann denkt jeder, dass du ein Weichei bist. Und du willst nicht, dass die Leute dich für ein Weichei halten. Es sei denn, du bist ein Weichei, und dann weißt du, dass du ein Weichei bist, und dann macht es nichts.«[21]

Ich glaube, dass unsere Kultur Männer stärker als Frauen dazu zwingt, ihre verletzlichen Teile zu verbannen. Frauen lernen in ihrer Sozialisation, andere Teile zu verbannen, wie beispielsweise ihre Selbstbehauptung oder Kraft. In einigen sozio-ökonomischen Kreisen scheint sich das gerade zu verändern. Frauen werden jedoch eher durch sexuelle Übergriffe, Missbrauch oder Belästigung traumatisiert, und sie haben aufgrund des immer noch allgegenwärtigen Sexismus Lasten von Wertlosigkeit angesammelt.

Es gibt also viele gute Gründe, Verbannte zu fürchten. Sie können uns in schwarze Löcher von Gefühlen oder Erinnerungen ziehen, störend auf unser Funktionieren einwirken, uns zu verletzenden Personen hinziehen oder uns in verletzenden Beziehungen festhalten. Und sie bewirken, dass wir von Menschen, die Verletzlichkeit verachten, zurückgestoßen oder gedemütigt werden. Es gäbe also keinen Grund, sich den Verbannten zuzuwenden, wenn sie immer so bleiben würden, wie sie jetzt sind. Sie aus ihrer Verbannung zu befreien, ist jedoch glücklicherweise Teil eines Prozesses, der sie in ihren ursprünglichen vitalen Status verwandelt. Daher lohnt sich die Mühe sehr wohl. Aber die meisten Menschen haben wenig Vertrauen in diese Möglichkeit; deshalb ist es schwer, sie zu überzeugen. Sie werden aufgefordert, sich ihrem Schmerz zu nähern, was im völligen Gegensatz dazu steht, wie sie ihr ganzes Leben gelebt haben. Einige Klientinnen und Klienten beschreiben die Annäherung an ihre Verbannten als die schwierigste und erschreckendste Sache, auf die sie sich je eingelassen haben. In ihrem Buch *The Drama of the Gifted Child: The Search for the True Self* beschreibt Alice Miller, eine Schweizer Psychoanalytikerin, wie sie endlich eine ihrer Verbannten trifft.

Sie berichtet, wie sich dieses »Kind in ihr« erst spät in ihrem Leben und nur zögerlich zeigte. Doch letztlich führte sie dieses verbannte Kind in ein lange gemiedenes und gefürchtetes inneres Territorium: den Ort, an dem Miller das Kind in sich vor vielen Jahren verlassen und allein gelassen hatte. Ebenso beschreibt sie die schwierige Entscheidung, ihre »Verbannte« nicht länger dort zu verschließen, sondern dem Kind zu vertrauen. Eine Entscheidung, die tiefgreifende Veränderungen zur Folge hatte, und vor der auch Klientinnen und Klienten bei der Arbeit mit dem IFS-Modell stehen.[22]

Manchmal erfordert diese Arbeit großen Mut. Sie gehen auf etwas zu, das Sie Ihr Leben lang vermieden haben. Auf Ihrer Reise werden Sie ziemlich sicher auf großen Widerstand der Teile treffen, die so angestrengt bemüht sind, genau das zu vermeiden, was Sie jetzt vorhaben.

Wertlosigkeit und Überlebensangst

Kinder werden mit einem starken Bedürfnis nach Anerkennung geboren. Es gibt gute Gründe dafür. Die längste Zeit der menschlichen Existenz haben die meisten Kinder ihre Kindheit nicht überlebt; zum einen wegen Krankheit oder Geburtskomplikationen, zum anderen aber auch wegen Vernachlässigung oder Missbrauch. Noch heute sterben jedes Jahr fünf Millionen Kinder vor ihrem fünften Lebensjahr. Das menschliche Neugeborene ist ein Organismus, der intensive Betreuung braucht. Es bedarf ständiger Aufmerksamkeit und Fürsorge und bleibt, verglichen mit anderen Lebewesen, enorm lange Zeit abhängig. Für einige kann Missbilligung gleichbedeutend sein mit Tod oder extremem Leiden.

Konsequenterweise werden Kinder mit einem alles überlagernden Bedürfnis nach Wertschätzung geboren und erleben tiefstes Entsetzen, wenn sie merken, dass sie diese nicht bekommen. Was als Selbstwert bezeichnet wird, ist in Wirklichkeit ein Gefühl von Sicherheit, dass man als Kind wertgeschätzt wurde und dadurch wahrscheinlich überleben konnte. Wenn Bezugspersonen dich zu mögen scheinen, kannst du es schaffen; wenn nicht, bist du möglicherweise dem Verderben ausgeliefert.

Diese frühen Überlebensängste werden abgeschwächt, wenn ein Kind beständig Botschaften über seinen Wert und die Sicherheit seiner Umgebung erhält. Ein gut behütetes Kind kann sich mit Leichtigkeit auf die Welt einlassen, als würde es in ein warmes Bad steigen. Die Persönlichkeitsanteile des Kindes, die dazu geschaffen sind, das Überleben zu sichern, können entspannen und dem Kind den Zugang zu einem reichen Innenleben voller wunderbarer Empfindungen und Ressourcen ermöglichen. Je mehr ein Kind fähig ist, dieses innere Reich unmittelbar zu erleben, desto sicherer fühlt es sich. Es spürt, zusätzlich zu den kreativen, abenteuerlichen und verspielten Teilen, sein Selbst und wer es hinter all der Angst wirklich ist. Wie schon zuvor beschrieben, vermittelt uns das Gewahrsein unseres seelenähnlichen Selbst transzendente Gnade – ein spontanes Empfinden der Verbindung zu etwas Größerem und das Wissen, dass wir im Innersten geliebt werden.

Innerhalb der Psychologie gibt es einen Forschungszweig, der *Bindungstheorie* genannt wird. Diese Richtung hat eine Reihe eindrucksvoller Untersuchungen hervorgebracht, die zeigen, welche Macht unsere frühen Interaktionen mit Bezugspersonen über lebenslange Glaubensmuster und Empfindung von emotionaler Geborgenheit haben. Nach dieser Theorie kann die Art der Bindung, die wir zu unseren Eltern hatten, bestimmen, wie wir uns während unseres restlichen Lebens in intimen Beziehungen verhalten. Aus meiner Sicht ist das so, weil es Teile in uns gibt, die sich jede Botschaft einer Bezugsperson zu Herzen nehmen. Wenn wir von ihnen etwa die Botschaft hören, dass wir nicht wertvoll sind, tragen wir infolgedessen die Empfindung von Wertlosigkeit in uns, zusammen mit der Überlebensangst, die die Wertlosigkeit begleitet.

Die Botschaft, wertlos zu sein, wird uns in unserer Kultur auf vielerlei Weise vermittelt. Offenkundiger Missbrauch oder Vernachlässigung sind die deutlichste Art, wie Kinder diese Botschaft erhalten; aber es gibt noch viele andere. Zum Beispiel entdecken viele Eltern, dass es motivierend sein kann, ihre Kinder glauben zu lassen, dass sie nicht viel wert seien. Jedes Kind wird ganz besonders fügsam sein oder hart arbeiten, wenn es denkt, sein Leben stehe auf dem Spiel.

Viele meiner sehr erfolgreichen erwachsenen Klientinnen und Klienten wurden als Kinder ständig mit Scham »gefüttert« oder wurden bestenfalls absichtlich dazu gebracht, an ihrem Wert zu zweifeln. Viele Männer berichten zum Beispiel, dass ihr Vater ihnen niemals direkt gesagt hat, dass er sie liebt. Stattdessen gab er ihnen viele Gründe, seine Liebe in Frage zu stellen. Es ist für mich nicht unüblich, Geschichten von Vätern zu hören, die glauben, ihre Kinder zu verwöhnen und sie weich und selbstzufrieden zu machen, wenn sie bedingungslose Liebe zeigen. Einige dieser Söhne werden so von dem Wunsch dominiert, zu gefallen, dass sie unaufhörlich arbeiten und alle anderen Aspekte ihres Lebens opfern, um ihren Eltern und der Gesellschaft ihren Wert zu demonstrieren.

Aber auch Familien sind fein ausbalancierte ökologische Systeme. Es ist für Eltern fast unmöglich zu vermeiden, ihren Kindern diese lieblose Botschaft von Zeit zu Zeit unabsichtlich zu vermitteln. Ein Geschwisterkind wird geboren und es zieht plötzlich die gesamte Aufmerksamkeit Ihrer Eltern auf sich. Sie sind zu jung, um zu verstehen, warum. Ein Elternteil ist in Gefahr, seinen Job zu verlieren, und explodiert Ihnen gegenüber wegen einer Kleinigkeit. Wenn Eltern die Zeit und den Raum haben zu erkennen, wann sie die Last der Wertlosigkeit auf ihr Kind geladen haben, können sie den Schaden mit einer Entschuldigung oder Umarmung wiedergutmachen. Aber in der heutigen rasanten Welt ist es schwer, so achtsam zu sein. Als Folge davon sind die meisten Menschen mit umfangreichen Lasten an Wertlosigkeit aus ihren

Familien hervorgegangen und sammeln dann noch mehr Lasten von unserer Gesellschaft an.

Gewinner oder Verlierer sein

In den Vereinigten Staaten lernen wir schon in der Vorschule, wie man konkurriert. Wir müssen gewinnen, weil wir sonst Verlierer sind; und das ist so ziemlich die schlimmste Beleidigung, die wir in unserer Kultur kennen. Vor Kurzem habe ich eine Karikatur gesehen, in der ein Vater vor seinem jungen Sohn kniet, ihm einen Arm um die Schultern legt und sagt: »Denk daran, mein Sohn, es kommt nicht darauf an, ob du gewinnst oder verlierst – es sei denn, du möchtest Papas Liebe.« Dieser Vater spricht nur das laut aus, was viele Eltern denken, weil sie selbst eine große Angst davor haben, Verlierer zu sein. Überzeugungen wie »Ich bin nur etwas wert, wenn ich andere bei einem Test, einem Spiel oder einer Beförderung besiege« … oder »… mehr Geld, Popularität, Schönheit oder Dinge besitze als meine Altersgenossen« werden so verinnerlicht, dass wir uns kaum bewusst sind, wie oft wir diese Gedanken haben. Es gibt Teile in uns, die unseren Status sogar ständig mit dem unserer Freunde vergleichen. Teile, die sie heimlich um ihre Triumphe beneiden oder ihre Misserfolge mit Beifall begrüßen – und ständig mit ihnen aufrechnen. Wir achten unsere Freunde nur, solange andere Leute sie für cool halten.

Dazu ein persönliches Beispiel: Als Jugendlicher war ich sehr befangen und unsicher, was mein Äußeres und meinen Status betraf. Ich war klein, trug eine Zahnspange und hatte Akne. Wie es bei einigen Kindern vorkommt, wenn sie in die Pubertät kommen, »explodierte« darüber hinaus meine Nase plötzlich zu einer solchen Größe, dass sie mein Gesicht völlig dominierte. Dazu kam, dass ich der einzige Jude in einer Gruppe von gleichaltrigen

Christen war. Sie rissen üblicherweise Witze über Juden, erinnerten sich dann an mich und sagten: »Oh, entschuldige, Schwartz!« Ich versuchte verzweifelt, beliebt zu sein, und bemühte mich sehr, in diese coole Gruppe von Jungs zu passen; aber ihre Art, miteinander umzugehen, bestand in gegenseitiger Abwertung. Es war eine Art Machtspiel, bei dem man akzeptiert wurde, wenn man parieren konnte. Aber wenn sie einmal Blut geleckt hatten, wurde man zur Zielscheibe von sadistischen verbalen Attacken. Ich war so leicht verletzbar, dass ich es nicht mit ihnen aufnehmen konnte. Aber obwohl ich mir dabei tiefe emotionale Wunden holte, ging ich immer wieder zu ihnen hin. Ich hasste die Teile in mir, die sich immer so verletzt fühlten. Ich versuchte, diese Teile zu verbannen, damit ich so viel aushalten konnte wie die anderen Jungs. Verbannte sind oft Opfer einer solchen doppelten oder dreifachen Bestrafung. Sie sind verletzt durch die ursprüngliche Traumatisierung, werden dann von unseren beschützenden Teilen bekämpft, weil sie schwach sind, und schließlich bekommen sie lebenslängliche Strafen und werden in innere Verliese gesperrt.

Zum Glück habe ich mich von dieser Gruppe zurückgezogen, bevor meine sensiblen Teile dauerhaft verbannt wurden. Dennoch ist eine zu große Angst davor zurückgeblieben, mich Männern gegenüber zu öffnen, als dass ich enge Freundschaften hätte schließen können. Als Folge habe ich eine lange Zeit ohne Freunde durchgemacht, in der ich mich ständig wie ein Verlierer von monumentalen Ausmaßen fühlte. Meiner Familie und anderen Gleichaltrigen gegenüber habe ich aber so getan, als sei alles in bester Ordnung.

Dieses Gefühl, ein Verlierer zu sein, hat mich mein ganzes Leben lang geplagt. Es überschwemmt mich aus den Tiefen meiner Seele, wann immer es eine Dürreperiode in meinem gesellschaftlichen Leben gibt. Ich habe mit vielen Klientinnen und Klienten gearbeitet, die im Popularitätswettkampf, zu dem die amerikanische Gesellschaft geworden ist, ähnliche Narben davongetragen haben. Daraus habe ich geschlossen, dass die meisten Amerikaner tief in ihrem Inneren glauben, dass sie Verlierer sind. Sie verbringen ihr Leben mit der Angst, dass es jemand merken könnte, und sie versuchen, sich selbst und allen anderen zu beweisen, dass sie keine Verlierer sind.

Der Drang nach Erlösung

Diejenigen Teile, die sich wie Verlierer fühlen und denken, wir seien wertlos, bilden für die meisten Menschen die bedrohlichste Gruppe von Verbannten. Ein Grund dafür ist, dass sich diese Teile verzweifelt nach Erlösung sehnen. Sie sind besessen davon, die Person, die ihnen die Botschaft der Wertlosigkeit vermittelt hat, dazu zu bringen, diese Botschaft rückgängig zu machen. Das ist der Grund, warum viele Menschen auf dysfunktionale Weise an einen missbrauchenden Elternteil gebunden bleiben oder an jemanden, der so aussieht, klingt oder handelt wie jener Elternteil. Sie werden süchtig nach flüchtigen Momenten der Anerkennung und nehmen unendlich viel Verleumdung und Ausbeutung in Kauf, um diese zu bekommen.

So hoch sich unsere Verbannten erheben, wenn sie die Botschaft bekommen, dass sie geliebt werden, so hart stürzen sie ab, wenn der vermeintliche Erlöser ihnen diese Liebe entzieht. Es ist, als ob jeder von uns mit einer unsichtbaren Fußfessel an seinem Bein herumläuft und verzweifelt nach der Person Ausschau hält, die den Schlüssel zum Aufschließen hat. Unsere Verbannten glauben, dass der Schlüsselbesitzer genau die Person ist, die die Fessel angebracht hat – oder aber eine Kopie dieser Person. Unglücklicherweise bringt eine solche Person gewöhnlich weitere Fußfesseln mit sich. Eine Tatsache, die wir in dem Drang, von unserem Schmerz befreit zu werden, ignorieren. Folglich führen uns unsere Verbannten zu jemandem, der es manchmal schafft, dass wir uns wunderbar fühlen, aber zu anderen Zeiten weitere Fesseln an unserem Bein anbringt und uns nur noch verzweifelter macht. Auf diese Weise werden wir süchtig nach Menschen, die uns verletzen. Unsere Verbannten sehnen sich so sehr nach der Liebe oder Bestätigung eines designierten Erlösers, dass sie bereit sind, den damit einhergehenden Missbrauch zu erleiden (und manchmal glauben, ihn zu verdienen).

Für viele Menschen werden die von bestimmten Verbannten getragene Angst, dass ihr Überleben gefährdet sei, und das Gefühl der Wertlosigkeit zu beherrschenden Kräften im Leben. Sie bestimmen zum Beispiel die Partnerwahl oder lösen den Drang aus, etwas zu erreichen oder Besitz anzuhäufen. Das Verlangen und die Hoffnung in diesen Teilen sind so machtvoll, dass sie selbst aus ihren Verliesen heraus einen ganz eigenen unbewussten Einfluss auf unsere Entscheidungen haben. Wir leben in ständiger Angst vor irgendwelchen Ereignissen, die dieses Gefühl, ein Verlierer zu sein, wieder auslösen könnten. Und dennoch werden wir, wie eine Motte vom Licht, ständig von Menschen und Situationen angezogen, die uns vermeintlich von diesem Fluch befreien könnten. Diese Teile fühlen sich gut, solange die Hoffnung auf Erlösung am Horizont erscheint. Wehe aber, es geschieht etwas, das diese Hoffnung auslöscht!

Bei manchen gefürchteten Anlässen wird das Pulverfass der Emotionen, das unsere Verbannten in sich tragen, wieder entzündet. Es zeigt sich, dass unsere im Untergrund bestehenden Reservoirs von Schmerz und Scham leicht entflammbar sind – als ob sie mit Benzin gefüllt wären. Bestimmte Begebenheiten oder Interaktionen wirken wie ein Streichholz, das brennende Emotionen entzündet, die uns zu verzehren drohen. Wir erleben wieder die Lasten von Schrecken, Einsamkeit, Demütigung, Verlassenheit, Verzweiflung oder Wertlosigkeit, die unsere Verbannten schon so lange für uns tragen. Wenn diese Verbannten die Führung vollkommen übernehmen, können wir handlungsunfähig werden. Besessen und regressiv, unfähig zu schlafen oder uns zu konzentrieren, ständig aufgeregt oder depressiv, bieten wir das Bild einer psychischen Erkrankung. Wir können nicht arbeiten und manchmal kommen wir nicht aus dem Bett. Das ist der schlimmste Albtraum unserer beschützenden Teile. Deshalb verwenden sie so viel Energie darauf, unsere Verbannten in der Verbannung und unsere Umgebung von Ereignissen oder Menschen frei zu halten, die sie aktivieren könnten. Deshalb bauen sie große Festungen um uns herum. Diese dunkle, glühende Nacht der Seele bringt uns dazu, immer neue Wege zu suchen, unsere Verbannten wegzuschließen, die Risse in unserer Festung zu reparieren und neue Ablenkungen zu finden. Wenn wir aber Mut und Unterstützung haben, können uns Ereignisse, die unsere Festung erschüttern, dazu bringen, unsere Verbannten zu heilen und eine Wiedergeburt zu erleben.

Manager

Die beschützenden Teile, die für unsere alltägliche Sicherheit verantwortlich sind, nenne ich *Manager*. Für viele sind sie das Stimmen, die sie am häufigsten hören – bis hin zu dem Punkt, an dem wir glauben, diese Stimmen oder Gedanken zu sein. Obwohl wir uns auf ihre Meinungen, Strategien und Urteile verlassen, fühlen wir uns durch sie auch eingeengt oder ärgern uns über sie.

Es sind diejenigen Ihrer Teile, die alles kontrollieren wollen. Manager versuchen, Ihre Beziehungen und Umgebung zu kontrollieren, damit Sie niemals in eine Lage kommen, in der Sie gedemütigt, verlassen, zurückgewiesen oder angegriffen werden oder in der Ihnen irgendetwas Unerwartetes oder Schmerzliches zustößt. Aus dem gleichen Grund versuchen sie, Ihre Erscheinung, Leistung, Gefühle und Gedanken zu kontrollieren. In ihrem Bemühen, Sie zu schützen, haben sie oft eine »Nie-wieder-Haltung«: »Nie wieder werde ich dich so schwach, bedürftig, abhängig, aufgeschlossen, vertrauensvoll, glücklich, risikobereit usw. sein lassen.«

Manager kontrollieren Ihre Wirkung auf Eltern, Vorgesetzte oder andere Personen, von denen Sie abhängig sind. Sie überprüfen Ihre Masken der Unverletzlichkeit, Freundlichkeit oder Perfektion auf mögliche Risse. Sie vergleichen Sie unvorteilhaft mit den Nachbarn, Ihren Kolleginnen und Kollegen oder mit kulturellen Idolen. Sie interpretieren die Welt für Sie und erschaffen die Geschichten, nach denen Sie leben. Manager sind die Autoren und Vollstrecker der Geschichte, die Sie über sich selbst erzählen und die Identität genannt wird. Auf Grund von Reaktionen aus der Außenwelt, aber auch, um ihre beschützenden Absichten zu erreichen, entwickeln sie Überzeugungen wie: »Ich bin nett«, »Ich arbeite hart«, »Ich bin sehr stark«. Das heißt, eine nette Person schickt ihre wütenden Teile in die Verbannung; jemand, der hart arbeitet, widmet seinen verspielten oder Intimität liebenden Teilen nicht viel Zeit; und eine starke Person versteckt ihre verletzlichen Teile. Aus ähnlichen schützenden Gründen erfinden Manager negative Geschichten. Wenn Sie glauben, im Grunde ein Verlierer oder nicht liebenswert zu sein, vermeiden Sie Risiken und werden dadurch nicht enttäuscht. In gleicher Weise können die Manager Sie mit den Geschichten kontrollieren, die sie Ihnen über die Außenwelt erzählen: »Menschen sind gefährlich« oder »Das Leben darf keinen Spaß machen!« Manager erschaffen Ihre Wirklichkeit. Es ist wahrscheinlich, dass Sie mit einigen Managern so sehr identifiziert sind, dass Sie diese Meinungen über sich selbst und die Welt in Ihrem bisherigen Leben nicht in Frage gestellt haben. Es ist daher nicht verwunderlich, dass Sie nur eine flüchtige Vorstellung davon haben, wer Sie wirklich sind.

Viele der Überzeugungen, die Manager uns über uns selbst einreden wollen, stammen aus unseren Familien oder unserer Kultur. Manager sind für Internalisierungen in unserem System zuständig. Sie öffnen die Tür unserer Psyche und nehmen die Werte unserer Umgebung auf. Sie glauben, unser Überleben hänge von der Gnade der äußeren Welt ab. Deshalb bemühen sie sich als Stimme der Autorität, uns zu einem angemessenen Verhalten zu bewegen. Wenn Sie sich beispielsweise auf Ihren inneren Kritiker konzentrieren, stellen Sie eventuell fest, dass er die Stimme, die Erscheinung oder die Worte Ihrer Eltern übernimmt und Sie dafür ausschimpft, dass Sie sich nicht genug anstrengen oder nicht richtig aussehen. Dieser Teil bewertet Sie auch auf der Basis von kulturellen Standards über Schönheit und Leistung. Er weist ständig auf Bereiche hin, in denen Sie nicht den Erwartungen entsprechen. Auf diese Weise saugen Ihre Manager nicht nur die Emotionen und Überzeugungen der für Sie wichtigen Personen auf, sondern auch die der ganzen Kultur. Sie sind das, was in manchen Psychotherapien Ihr »falsches Selbst« genannt wird. Das, was in einigen spirituellen Traditionen als Ihr »Ego, das Sie mit der Welt verhaftet sein lässt« bezeichnet wird. Aber es ist ein Fehler zu glauben, dass Manager so sind, wie sie scheinen. Sie mögen die Stimme oder Erscheinung eines Elternteils nutzen, um mehr Einfluss zu haben, aber das ist eine Maske oder ein Hilfsmittel – nicht das, was sie wirklich sind.

Manager versteht man am besten, wenn man davon ausgeht, dass sie sich bemühen, im Vorfeld alles zu verhindern, was unsere Verbannten aktivieren könnte. Sie möchten unsere Verbannten schützen, verachten sie aber auch für ihre Schwäche und Bedürftigkeit. Sie machen diesen verletzlichen Teilen Vorwürfe, weil sie uns verletzbar machen. Manager haben enorme Angst, von dem verbannten Schmerz oder der Scham überwältigt zu werden. Wie Wachposten sind sie immer auf der Hut vor Ereignissen, die unsere Verbannten an die Oberfläche holen könnten; und sie entwickeln immer neue Strategien, um solche Ereignisse zu vermeiden. Sie wollen die Welt verändern, damit sie vorhersagbarer und weniger bedrohlich wird. Zudem haben sie Angst vor den Konsequenzen, wenn sie ihre Macht abgeben. Manager sehnen sich danach, Recht und Ordnung in unserem Inneren aufrechtzuerhalten, indem sie entweder versuchen, zu dominieren und kontrollieren, oder sich von der Welt zurückziehen.

Wir grollen unseren Managern oft, weil wir sie als das ständige innere Geplapper erleben, das unsere Konzentration stört; als die unaufhörliche Stimme des Selbsthasses; als die Angst, die uns in Beziehungen festhält; als den Impuls, für andere da zu sein und uns selbst zu vernachlässigen; als das Streben nach Erfolg, das all unsere Energie verbraucht; als das Gefühl, Opfer zu sein, das andere ermüdet; als Anspruchsdenken, das uns rücksichtslos werden lässt, und so weiter. Sie bilden den Geräuschpegel, den die Götter in uns angelegt haben, damit wir das Geheimnis des Glücklichseins nur unter erschwerten Bedingungen erfahren. Wenn wir die Manager jedoch kennenlernen, stellt sich heraus, dass sie im Allgemeinen viel jünger sind als sie zunächst erscheinen und dass sie mit der Verantwortung und Angst überlastet sind. Wie parentifizierte Kinder *(Kinder, die sich schon früh für ihre schwachen Eltern verantwortlich fühlten, Anm. des Übers.)* sind sie überfordert und werden demzufolge streng und strafend. Sie fühlen sich oft nicht anerkannt und hassen ihre Aufgabe, sind aber der Überzeugung, dass irgendjemand diese eben übernehmen muss. Ich habe großes Mitgefühl und viel Respekt für Ihre Manager und hoffe, dass Sie diesen irgendwann auch aufbringen können.

Quer durch alle Bevölkerungsschichten habe ich immer wieder vergleichbare Managerrollen gefunden. Nachstehend werde ich einige der häufigsten Rollen vorstellen. Lassen Sie uns mit unseren langjährigen Begleitern beginnen: den Kritikern.

Die Kritiker: Der Antreiber und der Anerkennung Suchende

Sie sind wahrscheinlich so an den beständigen Strom innerer Bewertungen gewöhnt, der wie ein Soundtrack Ihres Lebens klingt, dass er zu einem Hintergrundgeräusch geworden ist. Wenn Sie sich das erste Mal auf dieses Geräusch konzentrieren, ist es oft beunruhigend zu merken, wie häufig wir bewerten. Wenn Sie darauf achten, erkennen Sie vielleicht, dass es unterschiedliche Geräusche gibt und dass diese sich durch ihre Motive unterscheiden. Einige sind zum Beispiel Aufseher, die sich dafür verantwortlich fühlen, dass Sie hart arbeiten und hohe, oft unerreichbare Leistungsstandards haben. Sie vergleichen Sie oft auf ungünstige Weise mit Menschen in Ihrer Umgebung oder in den Medien und verfluchen Sie für jeden Fehler. Sie benutzen den gleichen Maßstab und die gleichen Taktiken auch, um andere zu motivieren.

Andere Kritiker fühlen sich dafür verantwortlich, dass Sie soziale Anerkennung bekommen, und konzentrieren sich auf Ihr Erscheinungsbild und darauf, wie Sie sich anderen gegenüber verhalten. Sie stellen Sie die ganze Zeit vor einen Spiegel oder auf die Waage und weisen auf all Ihre körperlichen Mängel hin. Sie kontrollieren, wie beliebt Sie sind, und haben ihre eigene Art, Sie mit anderen Menschen zu vergleichen. Sie bewerten auch ständig das Aussehen und die Beliebtheit anderer.

Da sie unterschiedliche Verantwortlichkeiten und Pläne für Ihren Schutz haben, liegen Aufseher und Anerkennung Suchende oft im Konflikt miteinander. Der eine möchte, dass Sie unbarmherzig vorwärtsgehen, andere wissen lassen, wie sehr Sie von ihnen enttäuscht sind, und unablässig arbeiten. Der andere möchte, dass Sie niemals irgendjemanden mit Ihrer Leistung bedrohen, zu jedem nett sind, damit Sie gemocht werden, und dass Sie Ihre Zeit mit anderen Leuten verbringen, damit Sie Freunde haben. Dieses Beispiel bringt uns zurück zum Konzept der Polarisierung. Es gibt genauso viele natürliche Polarisierungen zwischen beschützenden Teilen, wie es unterschiedliche politische Auffassungen darüber gibt, wie ein Land regiert werden sollte. Beide Kritiker sind oft polarisiert mit einem anderen Manager: dem Pessimisten.

Der Pessimist

Was geschieht in Ihrem Kopf, wenn Sie in Betracht ziehen, ein Risiko einzugehen? Wenn Sie sind wie ich, wird sofort eine Stimme (manchmal ein ganzer Chor) der Verdammnis und Düsternis laut, die mir alles ausreden will. Oft wird diese Stimme von einer starken Lethargie und Apathie begleitet. In dem Moment, in dem eine Vision der Veränderung in mir auftaucht, ist es, als ob – mit den Worten des Schriftstellers Gregg Levoy gesprochen – »[…] sich eine Meute von Warnungen und Geboten (auf die Vision) stürzt wie Antikörper auf eindringende Bakterien«[23].

Wenn ich trotz des Risikos weitermache, verwandelt sich mein Pessimist schnell in einen Kritiker, der meine Zuversicht untergraben möchte, indem er meine Fehler beleuchtet und mich an all die vergangenen Zeiten erinnert, in denen ich versagt habe oder zurückgewiesen wurde.

Die Schriftstellerin Anne Lamott kennt ihren Pessimisten und nennt ihn »Böser Geist«. Als ihr Wagen einmal mitten im Verkehr eine Panne hatte, schrieb sie:

> *»Es war ein Albtraum: Der Böse Geist trat auf den Plan. Der Böse Geist wartet geradezu auf solche Gelegenheiten. ›Hab' ich's dir nicht gesagt‹, sagt der Böse Geist. Er flüstert mir zu, dass ich verdammt bin, weil ich so eine Versagerin bin. Der Böse Geist hat eine leichte Neigung zur Paranoia.«*[24]

Pessimisten sind oft Ziele unseres Hasses, weil sie offensichtliche Hindernisse auf dem Weg zu Erfolg und Glücklichsein darstellen. Es ist leicht, ihre schützende Absicht zu übersehen. Wenn sich Lamott mit Mitgefühl auf ihren »Bösen Geist« einstellen und ihm Fragen stellen würde, könnte sie herausfinden, dass er überhaupt nicht so ist, wie sie dachte. Nach unzähligen Gesprächen mit meinem eigenen Pessimisten und denen meiner Klientinnen und Klienten nehme ich an, dass ihr innerer Dialog sich ungefähr so anhören könnte:

Lamott: Warum beschimpfst du mich immer und gibst mir ein schlechtes Gefühl?

Böser Geist: Weil du eine Verliererin bist – du machst so viele Fehler, und es passieren dir immer schlimme Dinge.

Lamott: Ja, manchmal mache ich Fehler.
Vielleicht hätte ich mich länger umsehen sollen, bevor ich diesen Wagen gekauft habe. Aber es hilft mir nicht, wenn du mir das dauernd unter die Nase reibst. Was befürchtest du, könnte passieren, wenn du das nicht mehr machst?

Böser Geist: Wenn ich das nicht täte, würdest du noch mehr falsch machen. Und du würdest immer wieder enttäuscht.

Lamott: Heißt das, du versuchst, mich vor Enttäuschungen zu bewahren?

Böser Geist: Ja genau. Du machst so viele unbedachte Dinge und wirst immer wieder verletzt.

Lamott: Woher hast du eigentlich die Vorstellung, dass ich so eine Verliererin bin?

Böser Geist: Von Mama, die dich faul nannte und von den Jungen, die dich in der Schule zurückgewiesen haben.

Viele Menschen mit einer diagnostizierten Depression werden von ihren Pessimisten dominiert. Wenn dieser entscheidet, er müsse Sie stilllegen, damit Sie nicht verletzt werden, kann er damit erreichen, dass Sie sich völlig apathisch, träge, hoffnungslos und wertlos fühlen. In dieser Rolle ist der Pessimist nicht nur wirkungsvoll, indem er Sie lähmt, sondern auch, indem er die empfindlichen und verletzlichen Gefühle Ihrer Verbannten unter Verschluss hält.

Der Fürsorgliche

Während Männer in der westlichen Kultur dahingehend sozialisiert werden, dass sie von ihren kämpfenden, autonomen und durchsetzungsfähigen Managern dominiert werden, wird vielen Frauen noch immer beigebracht, ihre fürsorglichen Manager in den Vordergrund zu stellen. Das sind jene Teile, die Verantwortung für das Wohl aller Menschen um uns herum übernehmen und deren Wohlergehen auf unserer inneren Prioritätenliste weit über unser eigenes stellen. Sie sorgen sich ständig darum, wie es anderen geht, übernehmen den überwiegenden Teil der Arbeitsbelastung, opfern ihre Freizeit, um sich um andere zu kümmern und machen die Menschen von sich abhängig. Sie tragen oft die

Überzeugung in sich, dass andere wertvoller seien als sie selbst und dass niemand sie mag, wenn sie nicht für alle da sind. Fürsorgliche Teile haben die Tendenz, Beziehungen aufzubauen, in denen der Partner oder die Kinder von ihnen abhängig sind, sie aber auch ausnutzen und nicht respektieren.

Das Opfer

Ich habe in vielen Klientinnen und Klienten sowie in mir einen Teil gefunden, der jede Geringschätzung bis zu dem Punkt verzerren und verstärken kann, an dem wir uns vollständig als Opfer fühlen. Dann meinen wir, extreme Formen der Entschädigung zu verdienen. Wenn meine Frau meine Gefühle verletzte, pflegte mein Opferteil die Führung zu übernehmen. Er forderte, dass sie sich nicht nur entschuldigte, sondern sich auch noch bis ins kleinste Detail anhörte, wie sie mich verletzt hatte. Zudem musste sie versprechen, so etwas nie wieder zu tun. Das verletzende Verhalten meiner Frau wurde in die Liste meines Opferteils eingetragen, in der all die anderen Dinge aufgezählt wurden, die sie und andere Leute mir angetan hatten. Ich erinnerte mich selbst und auch sie ständig an all diese Dinge. Dieser Opferteil entschuldigte auch verletzende Aktionen, die ich zu verantworten hatte – mit dem Hinweis darauf, dass ich dies tun musste, weil mir jenes widerfahren war. Und er gab mir das Gefühl, als Ausgleich einen Anspruch auf mehr Ressourcen oder weniger Arbeit zu haben. Es ist dieser Opferteil, über den Menschen sich beklagen, wenn sie sagen: »Du bemitleidest dich doch nur selbst.« Unglücklicherweise hat diese Botschaft unsere Kultur so sehr geprägt, dass sie unserer Fähigkeit im Wege steht, Mitgefühl für jeden unserer Teile zu haben.

Selbst-ähnliche Teile

In der Arbeit mit Klientinnen und Klienten habe ich oft festgestellt, dass sie durch den IFS-Prozess in einen Zustand gelangen, in dem sie scheinbar viele Qualitäten des Selbst verkörpern, aber die therapeutische Arbeit trotzdem nicht vorangeht. Sie scheinen neugierig zu sein und sich um ihre Teile oder ihre Partner zu kümmern. Wenn ich ihnen jedoch sorgfältig zuhöre, ist eine subtile versteckte Absicht hinter ihren Worten oder Handlungen erkennbar. Ein Beispiel:

In einer Paartherapie war die Frau sehr ungehalten über ihren Mann. Er hingegen schien recht vernünftig und empfänglich für das zu sein, was sie sagte. Es sah so aus, als sei er in seinem Selbst und sie in einem Opferteil. Als ich jedoch genauer auf seinen Tonfall und seine Worte achtete, bemerkte ich bei ihm eine falsche Nachgiebigkeit, eine schützende Distanz und eine leichte Herablassung. Mit anderen Worten: Während er anteilnehmend erschien, war sein Herz nicht offen. Er benutzte seinen vernünftigen Teil, um ein Bild des In-Kontakt-Seins aufrechtzuerhalten. Als ich mit seiner inneren Welt arbeitete, interagierte der Selbst-ähnliche Teil mit seinen Teilen. Ich war jedoch verwirrt, dass seine Teile nicht in der Weise reagierten, wie es die Teile der meisten Menschen in der Gegenwart des Selbst tun. Es dauerte einige Zeit, bis ich seinen Selbst-ähnlichen Teil entdeckte, weil ich auch einen hatte, mit dem ich stark identifiziert war.

Unter allen beschützenden Teilen ist es für viele Menschen am schwierigsten, Selbst-ähnliche Teile zu entdecken, weil sie dem Selbst so ähnlich zu sein scheinen. Die einzige Art, auf die es mir gelingt, ist, zu überprüfen, wie offen mein Herz ist, oder zu bemerken, ob ich mit Hintergedanken oder versteckter Absicht mit jemandem interagiere.

Es gibt viele weitere typische Managerteile, und Sie entdecken vielleicht einige, die nur Sie haben. Da Manager einen enormen Zwang ausüben, haben wir oft eine Hassliebe zu ihnen, wie etwa zu einem dominanten Elternteil, Ehepartner oder einer Vorgesetzten. Wir hassen es, wie sehr uns manche Manager kritisieren oder wie uns andere erstarrt oder befangen sein lassen. Wir würden sie am liebsten loswerden und uns endlich frei fühlen. Gleichzeitig fühlen wir uns abhängig von ihrer Führung und ihrem Schutz. Für viele Menschen waren diese Manager schon immer da, sodass die Aussicht auf ein Leben ohne all das Stimmengewirr und die innere Anspannung ihnen fremd und bedrohlich erscheint. »*Wenn ich mich nicht als faul und dumm bezeichne, dann strenge ich mich vielleicht nicht so sehr an.*« »*Wenn ich mich nicht zuerst um alle anderen kümmere, dann mag mich vielleicht niemand.*« »*Wenn ich zeige, wer ich wirklich bin, werden sie mich zurückweisen.*« Diese Teile haben uns bis hierhergebracht, warum sollten wir das riskieren? Und außerdem, wenn all der innere Lärm verstummen oder die äußeren Aktivitäten aufhören würden, könnten wir in die verzweifelte Welt unserer Verbannten hineingezogen werden.

Um mit Managern sinnvoll umzugehen, ist es wichtig anzuerkennen, was sie zu unserem Schutz tun: die Verantwortung, die sie tragen, den ständigen Stress, unter dem sie stehen, und die Opfer, die sie gebracht haben. Die Natur der Teile misszuverstehen war und ist eine der größten Quellen menschlichen Leidens. Weil einige Manager Dinge tun, die unserer Lebensfreude im Wege stehen, bekämpfen wir sie und verfluchen ihre Existenz. Wohlmeinende Therapeutinnen und Therapeuten ermutigen uns, uns gegen innere Tyrannen zu erheben, die Stimmen unserer »co-abhängigen« fürsorglichen Teile beiseitezuschieben, gegen den Perfektionismus zu rebellieren, ängstliche Pessimisten mit der Dampfwalze zu überrollen und unsere inneren Heuchler auszutreiben. Sie bieten uns Affirmationen an, um innere Kritiker zu bekämpfen und Interpretationen, um deren irrationale Überzeugungen zu korrigieren.

Es entspricht dem gesunden Menschenverstand, Zwang ausübende Manager zu bekämpfen. Es wäre sogar der richtige Weg, wenn es funktionieren würde. Das tut es aber nicht, weil dieser Kampf auf der fehlerhaften Annahme basiert, dass Teile mit den Rollen identisch sind, in denen sie stecken. Wenn Sie die Manager näher kennenlernen, werden Sie herausfinden, dass die meisten von ihnen ihre Rollen hassen und dass sie sehr viel mehr sind als ihre Rolle. Ich habe nie einen Teil gefunden, der ausschließlich böse oder zerstörerisch war. Ralph Waldo Emerson sagte: »Und was ist ein Unkraut? Eine Pflanze, deren Vorzüge noch nicht entdeckt wurden.«[25]

Wenn unsere Teile wie zu jätendes Unkraut erscheinen, dann deshalb, weil wir uns noch nicht die Zeit genommen haben, ihre Schönheit kennenzulernen.

Rainer Maria Rilke wusste davon, als er einem jungen, wegen seiner selbstkritischen Zweifel niedergeschlagenen Dichter den Rat gab, den Kampf gegen sie zu beenden. Denn »[…] der Tag wird kommen, da er aus einem Zerstörer einer Ihrer besten Arbeiter werden wird, – vielleicht der klügste von allen, die an Ihrem Leben bauen«[26].

Einige Manager werden von dem gegenteiligen Problem geplagt: Wir mögen sie zu sehr. Wir überladen sie mit Verantwortung und Macht wie parentifizierte Kinder. Ich habe zum Beispiel mit vielen Klientinnen und Klienten gearbeitet, die sich auf ihre intellektuellen Problemlöserteile verlassen haben, um sie bei allen ihren Entscheidungen bestimmen zu lassen. Diese Teile schienen alle Informationen rational abzuwägen, aber letztendlich zogen sie meist den sicheren und schmalen Pfad den Wegen vor, die mit Intimität oder Gefühlen verbunden gewesen wären. Unsere Kultur schätzt und belohnt diese inneren Teile, weil sie in der Lage sind, Hängebrücken zu bauen, sodass wir uns zunehmend auf sie verlassen. Wir lassen es zu, dass diese Teile eine Distanz zwischen uns und unseren wagemutigeren, Intimität liebenden und tieferen Gefühlen aufbauen.

In dieser Diskussion über die Manager ist besonders zu betonen, dass sie ihr Bestes tun, um unsere Sicherheit zu gewährleisten – und das ist und war meist kein leichter Job. Wir werden in eine Welt voller realer Gefahren – Krankheit, Armut, Kriminalität, Diskriminierung, Unterdrückung – hineingeboren und erben abhängig von der Kultur- und Familiengeschichte zusätzliche Ängste. Unsere ganze Kindheit hindurch erleben wir in unterschiedlichem Ausmaß Zurückweisung, Verlassenheit, Betrug und Demütigung. All diese Erfahrungen führen dazu, dass wir das Vertrauen in unsere natürliche innere Führung – in unser Selbst – verlieren. In unserer Vergangenheit haben Manager in beängstigenden oder traumatischen Zeiten die Führung übernommen und sich dazu verpflichtet, nie wieder zuzulassen, dass uns etwas Derartiges zustößt. Sie haben gesehen, wie schwer es war, in der Welt zu überleben. Daher haben sie beschlossen, uns in die akzeptabelste Form zu bringen, die möglich ist. Sie haben erkannt, wie zerstörerisch die Gefühle, die unsere Verbannten in sich tragen, sein können, und sich gelobt, unsere Sicherheit zu gewährleisten. In gewisser Weise haben sie ihre Freude am Leben geopfert, um den Rest unseres Systems zu schützen.

Feuerbekämpfer

Sosehr unsere Manager auch versuchen, zur Kontrolle unserer Beziehungen und der Ereignisse in der Welt eine schützende Festung um uns aufzubauen, findet die Welt doch hin und wieder Wege, unsere Abwehr zu durchbrechen und unsere Verbannten zu aktivieren. Aus all den schon zuvor diskutierten Gründen ist das ein sehr bedrohlicher Zustand. Er kann sich wie die Panik anfühlen, die durch eine Alarmstufe Rot in einem Atomreaktor ausgelöst wird – als ob wir kurz vor der Kernschmelze stünden. Wir alle haben Teile, die an so einem Punkt aktiv werden, um das Feuer zu löschen, daher nenne ich sie *Feuerbekämpfer*. Der Begriff für diese Gruppe von Teilen mag seltsam anmuten, weil sie in gewisser Weise mehr den Brandstiftern ähneln, die in Ihrem Leben Krisen hervorbringen. Aber ich nenne sie Feuerbekämpfer, weil das den Fokus auf ihre schützende Absicht richtet, auch wenn die Handlungen, die sie begehen, selbst destruktiv sind.

Feuerbekämpfer tun alles, was notwendig ist, um uns aus dem Zustand der roten Alarmstufe zu befreien. Was ist Ihr erster Impuls, wenn Sie das verzweifelte Brennen einer Verletzung, der Leere, Wertlosigkeit, Scham, Zurückweisung, Einsamkeit oder Angst spüren? Welchem Drang folgen Sie, um das Feuer in Ihrem Bauch loszuwerden? Über welche Handlungen fantasieren Sie nur? In einem Kompromiss mit unseren Managern halten sich viele an etwas, das sozial akzeptabel ist, um sich von dem lodernden Feuer abzulenken, bis es heruntergebrannt oder ausgelöscht ist: an Arbeit, Essen, Sport, fernsehen, einkaufen, eine Diät, flirten, schlafen, Medikamente nehmen, Zigaretten, Kaffee, Tagträume und Fantasien, Glücksspiel, Meditation, aufregende Aktivitäten. Wenn das nicht funktioniert, greifen unsere Feuerbekämpfer auf drastischere und weniger akzeptable Mittel zurück – illegale Drogen, Alkohol, Suizidgedanken oder -handlungen, Wutanfälle und Dominanzverhalten, Selbstverletzung, zwanghaftes Sexualverhalten, heimliche Affären, Diebstahl oder destruktive Beziehungen. Viele meiner Klientinnen und Klienten suchen sofort Zuflucht in den Dingen der zweiten Liste, weil ihre Feuerbekämpfer über die Jahre herausgefunden haben, dass die Aktivitäten auf der ersten Liste nicht viel nutzen, um das Feuer der Emotionen zu löschen. Feuerbekämpfer benutzen tatsächlich jeden Gedanken, jede Aktivität oder Substanz, die diese Funktion erfüllt.

Bei einigen Menschen setzen die Feuerbekämpfer den Körper ein. Plötzliche Schmerzen oder Krankheiten können wirksame Ablenkungsmanöver sein. Feuerbekämpfer können bereits bestehende physische Schmerzen oder Krankheiten verstärken. Sie können die Abwehrkräfte gegen Viren oder Bakterien schwächen oder physiologische »Knöpfe« drücken, die genetische Veranlagungen aktivieren. Die dualistische Position, dass etwas entweder »im Kopf« ist oder biochemische Ursachen hat, spaltet die tief verwobene Beziehung zwischen Körper und Geist unnötig. Unsere Teile beeinflussen unsere Physiologie tiefgreifend und umgekehrt. Die Art, wie wir unseren Körper behandeln – was wir zu uns nehmen, wie viel wir schlafen, Sport treiben, arbeiten, tanzen, uns massieren lassen, meditieren –, hat einen starken Einfluss darauf, wie ruhig oder aufgebracht verschiedene Teile sind.

Eine andere Gruppe von Feuerbekämpfern bevorzugt den impulsiven Rückzug. Wenn sie eine drohende Zurückweisung spüren, bringen sie uns dazu wegzulaufen oder die potenziell ablehnende Person wegzustoßen. Uns ist die Arbeit der Feuerbekämpfer oft nicht bewusst. Wir bemerken lediglich einen Impuls, wegzugehen oder um uns zu schlagen. Sie können uns dazu bringen, in einer bedrohlichen Situation plötzlich aus dem Zimmer zu stürzen oder schläfrig, konfus, schwindlig oder starr zu werden.

Ich hatte Klienten, die bei der Annäherung an ihre Verbannten plötzlich tief einschliefen, gedankenlos leer wurden oder einen Schwindelanfall bekamen.

Das Bild, das ich oft von einem Feuerbekämpfer habe, ist das eines Jungen oder Mädchen im Teenageralter, der oder die für ein schreiendes kleines Kind verantwortlich ist; aber nichts, was der Teenager tut, scheint zu helfen. Der Babysitter versucht, dem Kleinkind etwas in den Mund zu stecken, um es zu beruhigen (zum Beispiel Essen, Drogen, Alkohol). Er versucht verzweifelt, jemand anderen zu finden, der sich um das Kind kümmert (flirten, Affären), oder findet für sich selbst und jeden anderen eine Ablenkung, bis das Kind zu schreien aufhört (Fernsehen, Meditation, Einkäufe). Wenn nichts davon funktioniert, sperrt der oder die frustrierte Heranwachsende das Baby wahrscheinlich in ein anderes Zimmer, um das Jammern nicht mehr zu hören, und hofft, dass es endlich einschläft. Dieses Bild vermittelt das Mitgefühl, das ich für Ihre Feuerbekämpfer entwickelt habe. Sie haben schreckliche Aufgaben und werden oft von Ihren Managern und von Menschen in Ihrem Umfeld gehasst und angegriffen.

Manager und Feuerbekämpfer versuchen also beide, das System zu schützen, tun das aber auf entgegengesetzte Weise. Manager sind vorausschauend. Sie versuchen, alles vorherzusehen, was Ihre Verbannten aufregen könnte, und Ihre Umgebung zu kontrollieren, um Ihre Sicherheit zu gewährleisten. Die meisten Manager bemühen sich auch, anderen zu gefallen. Feuerbekämpfer sind reaktiv. Sie werden aktiv, sobald die Verbannten aufgewühlt sind und das Feuer aufflammt. Ihre Dringlichkeit macht sie auf impulsive Art gleichgültig gegenüber Konsequenzen. Oft geben sie Ihnen das Gefühl, außer Kontrolle zu sein, und sie missfallen anderen Menschen häufig. Es sind jene Teile, die Sie dick, abhängig, feindselig, angeberisch, kränklich, unsensibel und impulsiv machen können. Über diese Teile sprach der Apostel Paulus, als er sagte: »Ich verstehe nicht, was ich tue; denn ich tue nicht, was ich gerne täte, stattdessen tue ich, was ich hasse.« (Römer, 7:15) Ebenso wie Paulus hassen Manager die Feuerbekämpfer oft, obwohl diese wie die Manager selbst versuchen, uns zu schützen – nur eben auf andere Weise. Umgekehrt rebellieren Feuerbekämpfer oft gegen die Scham, die ihnen von den Managern aufgeladen wird, wodurch sie die zerstörerische Kraft ihrer Handlungen noch vergrößern.

Für die meisten Menschen ist es sehr schwer zu glauben, dass destruktive Impulse von guten Teilen in schlechten Rollen ausgehen. Ich habe mit sehr vielen scheinbar destruktiven Teilen von Klientinnen und Klienten gearbeitet, die Sexualstraftäter, verhaltensgestörte Kinder und Überlebende von sexuellem Missbrauch waren. Sie alle hatten Teile, die von sich sagten, sie seien der Teufel; Teile, die mich töten wollten, kleine Mädchen sexuell belästigt hatten, blindlings Leute auf der Straße angriffen oder den Missbrauch, der der Person zugestoßen war, innerlich wiederholten. All diese Teile hatten ähnliche Geschichten zu erzählen. Alle waren gute Teile in schlechten Rollen. Einige waren auf seltsame Weise Helden. Der Grund, warum sie so viel Wut oder sexuelle Energie in sich trugen, war, dass sie die Verletzungen des Missbrauchs für das restliche System übernommen hatten. So wie Leibwächter sich vor Personen werfen, um sie gegen Angreifer abzuschirmen, haben sie sich geopfert und meine Klienten beschützt, indem sie für den Missbrauch dageblieben sind, während es anderen Teilen möglich war zu gehen. Als Folge davon haben sie große Mengen der destruktiven Energie des Missbrauchers aufgenommen. Diese Energie veranlasst sie zu Handlungen, die sie selbst ablehnen. Ich habe genug mit Sexualtätern gearbeitet, um zu wissen, wie viel verbannten Schmerz und Scham sie aus einer Kindheit voller Missbrauch, Vernachlässigung und Verlust in sich tragen. Henry Wadsworth Longfellow sagte: »Wenn wir die geheime Geschichte unserer Feinde lesen könnten, würden wir im Leben eines jeden Menschen genug Kummer und Leid finden, um alle Feindseligkeit zu entwaffnen.«[27]

Wenn Feuerbekämpfer die Führung übernehmen, können sie uns das Gefühl vermitteln, dass wir besessen von etwas sind, das sich unserer Kontrolle entzieht. Daher eignen sie sich leicht als Zielscheibe für Dämonisierungen. Auf diese Weise beginnen endlose innere Teufelskreise. Wir machen einen Teil schlecht und versuchen, ihn loszuwerden. Wie ein Kind, das von der Familie ausgeschlossen wird, fühlt sich dieser Teil verletzt, beschämt und wütend. Als Folge davon wird er noch extremer und rebellischer und bemüht sich noch stärker, die Führung zu übernehmen. Die rechtschaffenen Manager wiederum versuchen noch intensiver, ihn auszumerzen. Wenn sich Feuerbekämpfer wiederholt angegriffen fühlen, entwickeln sie, wie einige Kinder, tatsächlich die Fantasie, das restliche System zu zerstören. So können sie wirklich gefährlich werden. Meine Erfahrung ist jedoch, dass sogar diejenigen, die offenbar den Sinn auf das Böse gerichtet haben, schnell ihre zerstörerischen Masken fallen lassen, wenn sie mit Respekt und Mitgefühl behandelt werden.

Sie müssen sich jedoch klarmachen, dass Ihre Feuerbekämpfer nicht in der Lage sind, sich zu verändern, solange es noch ein Feuer zu bekämpfen gibt – egal, wie mitfühlend Sie sie behandeln. Das heißt, solange die Verbannten, die sie schützen oder von denen sie ablenken, nicht geheilt sind, werden Ihre Feuerbekämpfer nach wie vor die gleichen gewohnten Impulse haben. Bedenken Sie auch, dass nicht alle Feuerbekämpfer so zerstörerisch oder extrem sind wie diejenigen, die zuvor besprochen wurden. Einige meiner Feuerbekämpfer sind Teile, die mich dazu bringen, die ganze Zeit zu arbeiten, die Lust auf Zucker oder Fett haben und die sich nach einer gedankenlosen Ablenkung sehnen. Weil diese Feuerbekämpfer in unserer Kultur so allgegenwärtig und normal sind, bemerke ich ihre Gegenwart kaum, bis ich mich vor dem Computer, dem Kühlschrank oder dem Fernseher wiederfinde. Wenn Sie darüber nachdenken, basiert ein großer Wirtschaftszweig einiger Länder (darunter auch die nordamerikanische Wirtschaft) darauf, Aktivitäten, Substanzen oder Waren anzubieten, die unseren Feuerbekämpfern bei der Ablenkung und Betäubung behilflich sind. Sie helfen uns dabei, den Schmerz in unserem Land und in uns selbst nicht bewusst wahrzunehmen. Wenn alle Amerikaner ihre Verbannten heilen würden, könnte der Aktienmarkt zusammenstürzen, denn wir würden uns nicht länger mit dem Ungleichgewicht in diesem Land abfinden und auch nicht mit Politikern, die es noch verschärfen.

Die Verwandlung

Feuerbekämpfer entfernen uns also weit von dem Selbst-Zustand, in dem wir bewusst im Hier und Jetzt und in unserem Körper verankert sind. Die gute Nachricht jedoch ist, dass sich Feuerbekämpfer, sobald sie von ihren extremen Rollen befreit sind, oft in unsere lebendigsten, freudvollsten und stärksten Anteile verwandeln. Sie lassen sich leidenschaftlich auf das Leben ein und können wirksame Motivatoren sein. Überlegen Sie, wie Ihr Leben aussehen könnte, wenn Ihnen all die Energie, die Sie dafür verwenden, voller Ärger darüber zu brüten, was andere Ihnen angetan haben, oder um zwanghaft Tagträumen über Ihren fehlenden Seelenpartner nachzuhängen, im gegenwärtigen Moment zur Verfügung stünde; wenn diese Energie Ihnen dabei helfen würde, das, was Sie gerade tun, in vollem Maße zu genießen. Was wäre, wenn sich die Stärke Ihres Essensdrangs stattdessen in Vertrauen und Zentriertheit verwandeln würde, die Ihnen hilft, mit Menschen in Kontakt zu kommen? Auch wenn der Glaube daran schwerfällt, diese Transformationen sind möglich, weil Teile sehr viel mehr sind als die Rollen, in die sie gezwungen wurden.

Diese drei Gruppen von Teilen (Verbannte, Manager und Feuerbekämpfer) sind durch all den Schmerz und die Scham entstanden, die Sie im Laufe Ihres Lebens erlebt haben; und aus dem, was man Sie darüber gelehrt hat, wie Sie mit diesem Schmerz und der Scham umgehen sollten. Da Sie nicht wussten, wie der Schmerz und die Scham zu heilen sind, mussten Sie beide verdrängen, was wiederum die Entwicklung all dieser Beschützer notwendig machte. Diese drei Gruppen sind polarisiert: Übernimmt eine Gruppe die Führung, versucht diese, Ihre Erfahrung zu dominieren aus Angst davor, dass Sie etwas Gefährliches denken oder tun, wenn Sie Zugang zu anderen Teilen bekommen. Wenn das in Ihrem inneren System geschieht, ist Ihre Erfahrung der Welt beschränkt und verarmt. Zum Beispiel führen viele von Managern dominierte Menschen ein schales Leben, das nur darauf ausgerichtet ist, ihre Sicherheit zu garantieren. Menschen, die von ihren Feuerbekämpfern »überfallen« werden, erleben einen Zustand ständiger Unruhe. Sie sind von einer Ablenkung zur nächsten unterwegs und kommen nicht mehr zur Ruhe vor lauter Angst, dass ihre Verbannten die Oberhand gewinnen könnten. Jene Menschen, bei denen die Verbannten die Führung übernommen haben, befinden sich ständig in akuten oder scheinbar regressiven Zuständen von Angst, Trauer oder Scham. Jeder, der von einer dieser drei Gruppen dominiert wird, hat etwas Zwanghaftes und Eingeschränktes an sich, weil nur ein kleiner, extremer Anteil von ihm oder ihr präsent ist.

Wenn Sie Zugang zu den angeborenen Heilkräften Ihres Selbst finden und diese nutzen, stellen Sie allmählich fest, dass Sie immer weniger Manager, Verbannte oder Feuerbekämpfer haben. Es ist nicht so, dass Ihre Teile verschwinden, sie übernehmen einfach Rollen, die sie bevorzugen. Wenn das geschieht, fühlen Sie sich integrierter, gefestigter und mehr als eine ganze Person mit einem weiten Spektrum an Emotionen und Ausdrucksmöglichkeiten. Auch in stürmischen Zeiten spüren Sie immer noch den tiefen Frieden Ihres Selbst, der unter den von Ihren Teilen aufgewühlten Wellen liegt. Sie können die Ruhe im Sturm bewahren und von diesem zentrierten Ort aus Ihre Teile und die Menschen in Ihrer Umgebung beruhigen. Weil Ihre Teile nicht länger die Last der Angst, Scham, Wut, Verzweiflung usw. tragen, kommen sie gut miteinander aus. Sie vertrauen der Führung Ihres Selbst und übernehmen Rollen, die sie mögen. Sie werden zu Ihren Verbündeten und Beratern und bereichern Ihre Erfahrungen im Hier und Jetzt durch unterschiedliche Blickwinkel und leidenschaftliche Gefühle. In diesem Zustand verlieren Umstände, die üblicherweise eine automatische Reaktion in Ihnen ausgelöst hätten, ihre Bedeutung. Lebenslang bestehende Muster, die früher Ihr Körperbild, Ihre Arbeit, Kreativität und intimen Beziehungen bestimmt haben, können Sie jetzt auflösen.

Dazu ein Beispiel:

Ein Klient namens Brad war von Feuerbekämpfern dominiert, die ihn in die Rolle eines Verführers brachten und ständig nach neuen Eroberungen Ausschau hielten. In seinem Leben wiederholte sich immer die gleiche Geschichte: Er verliebte sich in eine Frau, verlor aber sein Interesse an ihr, sobald er sie erfolgreich verführt hatte. Schon suchte er nach einer Nachfolgerin. Endlich traf er eine Frau, die er wirklich liebte, aber trotz seiner besten Absichten stellte er fest, dass sich bei ihr das gleiche Muster wiederholte. Als ich ihn nach seinen sexuellen Erfahrungen fragte, sagte er, dass er den sexuellen Akt nicht wirklich genoss. Es war mehr wie die Auflösung einer Spannung - Erregung fand er in der Jagd. Als wir mit dem Teil sprachen, der für dieses Muster verantwortlich war, offenbarte dieser seine Angst, dass Brad sich wertlos fühlen könnte, wenn er (der Teil) nicht ständig neue Frauen fände. Er litt an dem Syndrom, das Groucho Marx mit seinem Satz »Ich würde nie einem Club beitreten, der mich als Mitglied aufnähme« berühmt gemacht hat. Sobald eine Frau Brad zeigte, dass sie ihn mag, hörte er auf, sie zu respektieren. Er dachte, sie könne nicht so »cool« sein, wenn sie ihn mochte. Sie besänftigte nicht länger sein Gefühl der Wertlosigkeit, sodass sein Feuerbekämpfer eine andere finden musste.

Nachdem einer von Brads Verbannten die Last der Wertlosigkeit ablegte, konnten seine Feuerbekämpfer ihre Verführer- und Erobererrolle aufgeben. Sie halfen Brad nun, in anderen Lebensbereichen nach Abenteuern zu suchen. Er begann zu fotografieren und reiste mit der Frau, die er liebte, an interessante Orte. Auch sein Sexualleben verbesserte sich, weil Sex nicht länger ein eindimensionaler, mechanischer Aspekt eines Verhaltensmusters war, das der Selbstberuhigung diente. Jetzt war es ein wunderschöner Tanz, erfüllt mit einer Vielzahl von Emotionen - von unschuldiger Scheu bis zu abenteuerlichem Experimentieren. Brad brauchte seine Partnerin nicht länger, um angebetet zu werden oder damit sie seine Leistung bewunderte. Stattdessen erfreute er sich an ihren vielen verschiedenen Seiten, die sich beim Lieben zeigten. Er konnte seine Aufmerksamkeit darauf richten, ihr Vergnügen zu bereiten und gemeinsam Freude zu erleben.

Bei der IFS-Arbeit geht es darum, das innere Machtgefüge von Menschen zu verändern. Durch unsere Sozialisation in einer Kultur oder Familie, die von bestimmten Qualitäten dominiert wird und andere verbannt, spiegelt unsere Psyche diese hierarchische Anordnung wider. Dieses Buch zu lesen ist eine subversive Tätigkeit: Es hat das Ziel, Ihnen zu helfen, Ihre autoritäre innere Regierung durch ein pluralistisches System zu ersetzen, in dem sich jeder Teil wertgeschätzt fühlt und tun kann, was er wirklich kann und mag; ein System, in dem jeder Teil der nicht einschränkenden, im Herzen zentrierten Führung Ihres Selbst vertraut.

5

Das IFS-Modell in der Therapie

IFS wird weltweit von einer wachsenden Anzahl an Fachkräften im Bereich der mentalen Gesundheit angewendet. Dieses Kapitel ist ein Überblick darüber, wie IFS in der (Psycho)Therapie zum Einsatz kommt. Es soll Menschen, die sich entschieden haben, mit einem IFS-Therapeuten zu arbeiten, zeigen, was sie erwarten können.

Wenn Sie so sind wie die meisten Menschen, werden Sie anfänglich zögern, wenn Ihr IFS-Therapeut oder Ihre -Therapeutin Sie fragt, ob Sie bereit sind, Ihre Aufmerksamkeit nach innen zu richten. Zum einen, weil es für Sie ungewohnt ist, und zum anderen, weil Sie vielleicht Angst vor dem haben, was Sie dort finden werden. Ihre Therapeutin oder Ihr Therapeut wird Ihr Zögern respektieren und Ihnen helfen, es zu erforschen. Bei der IFS-Therapie drängen wir Klientinnen und Klienten niemals, weiter oder schneller voranzugehen, solange Sie sich nicht sicher dabei fühlen. Stattdessen wird Ihr Therapeut mit Ihnen über Ihre Furcht vor dem Nach-innen-Gehen reden und mit Ihnen besprechen, wie man am besten mit diesen Sorgen umgeht. Im Lauf der Jahre haben wir Arbeitsmethoden entwickelt, die das Nach-innen-Gehen ziemlich sicher machen, sodass man sich sogar an sehr emotionale Orte wagen kann, ohne von den Gefühlen überwältigt zu werden. Während der ganzen Arbeit ist Ihre Sicherheit unsere oberste Priorität, und wir vertrauen auf Ihre Rückmeldungen, die uns zu erkennen geben, wann immer sich irgendetwas für Sie nicht sicher anfühlt.

Am Anfang wissen Sie nicht, wie sicher der Prozess ist. Daher haben Sie alles Recht der Welt, sich von Ihrer Therapeutin oder Ihrem Therapeuten genau erklären zu lassen, wie er oder sie mit Ihren Befürchtungen umgehen wird, bevor Sie zulassen, dass man Sie auf eine Reise nach innen führt. Sie haben ebenfalls jedes Recht, nicht nach innen zu gehen, wenn Sie die Versicherungen des Therapeuten nicht ausreichend finden oder wenn es nicht der richtige Zeitpunkt dafür ist. Mit anderen Worten, *Sie* haben die Kontrolle darüber, was in der Therapie geschieht. Wenn Sie sich unter Druck gesetzt fühlen oder irgendein anderes Problem mit Ihrer Therapeutin oder Ihrem Therapeuten haben, zögern Sie nicht, es mitzuteilen. IFS-Therapeuten werden Ihrer Rückmeldung sorgfältig zuhören und diese ernstnehmen. Wir wissen, dass wir nicht immer so sensibel oder achtsam sind, wie wir es gerne wären; dennoch ist Ihre Wahrnehmung sehr wichtig, da sie uns hilft, noch gezielter auf Ihre individuellen Bedürfnisse einzugehen.

Vielleicht merken Sie auch, dass sich in Ihnen etwas sträubt, wenn Ihr Therapeut Sie nach »verschiedenen Teilen« in Ihnen fragt. Einige Menschen haben kein Problem mit dieser Sprache, weil sie sie bereits sprechen. Es ist im allgemeinen Sprachgebrauch üblich zu sagen: »Ein Teil von mir ist wütend auf meinen Partner, aber ein anderer Teil denkt, dass ich nicht recht habe.« Oder: »Ein Teil von mir schreibt sehr gerne, aber ein anderer Teil hat Angst, deshalb ausgelacht zu werden.« Oder: »Ein Teil von mir ist froh, hier zu sein, aber ein anderer Teil würde lieber noch im Bett liegen bleiben.« Die Teile-Sprache ist eine ganz natürliche Art, um auszudrücken, was wir denken oder fühlen. Ein Grund, warum Ihr IFS-Therapeut Sie bittet, Ihre Aufmerksamkeit nach innen zu richten, ist, Ihnen zu helfen, zu erkennen, dass es mit Ihren Teilen mehr auf sich hat als Sie denken. Ein weiterer Grund ist, dass es Ihren Teilen hilft, sich zu entspannen, wenn Sie ihnen zuhören.

Wenn Sie sich jedoch von der Teile-Sprache irritiert fühlen, lassen Sie es Ihre Therapeutin oder Ihren Therapeuten wissen. Er oder sie wird irgendeinen anderen Begriff benutzen, der Ihnen mehr liegt. Einige wollen bei allgemein gebräuchlichen Worten wie *Gedanken* oder *Gefühle* bleiben, andere bevorzugen es, über die Teile als *Aspekte* von sich selbst zu sprechen. Der verwendete Begriff spielt keine Rolle, und um es zu wiederholen: *Sie* haben die Kontrolle.

Wenn Sie bereit sind, mit Ihrer Aufmerksamkeit nach innen zu gehen, wird Sie Ihr Therapeut fragen, mit welchem Teil Sie beginnen möchten. Aus jahrelanger Erfahrung wissen wir, dass es sicherer ist, mit bestimmten Teilen zu beginnen statt mit anderen. Das liegt daran, dass die inneren Systeme von Menschen sich in Teile organisieren, die uns schützen, und andere Teile, die verletzlich sind und geschützt werden müssen. Wenn Sie überlegen, Ihre Aufmerksamkeit auf einen verletzlichen Teil zu richten, kommen vielleicht Gedanken auf, die Sie davon abhalten wollen; Gedanken, die fragen, ob der Therapeutin oder dem Therapeuten oder dem Prozess vertraut werden kann. Oder Sie bemerken, dass Sie abgelenkt werden. Solche Gedanken kommen von beschützenden Teilen und sind üblich und normal. Es ist die Aufgabe Ihrer beschützenden Teile, vorsichtig zu sein und nicht jedem Zugang zu Ihrem System zu gewähren, bis sie darauf vertrauen können, dass es sicher genug ist.

IFS-Therapeuten werden Sie ermutigen, auf diese Beschützer zu hören, indem Sie sich auf deren Gedanken konzentrieren, bevor Sie den verletzlichen Teilen näher kommen. Sie werden gebeten, nach innen und auf die Befürchtungen Ihrer Beschützer zu hören und Ihrem Therapeuten dann zu sagen, was das für Befürchtungen sind. Zum Beispiel befürchten beschützende Teile häufig, dass sie vom Therapeuten verurteilt werden; dass sie von den verletzlichen Teilen überrannt werden; dass sie es nicht richtig machen; dass es ihnen nicht gelingt, irgendetwas zu ändern, warum sich also darum kümmern usw. Ihr IFS-Therapeut wird diese Ängste mit Ihnen besprechen, um den Beschützern Sicherheit für das weitere Vorgehen zu vermitteln. Fragen Sie Ihre Beschützer dann, ob sie zufrieden sind und ob sie Ihnen die Erlaubnis geben, sich den verletzlichen Teilen zu nähern.

Diese Beschreibung klingt so, als ob Ihre Therapeutin oder Ihr Therapeut Sie dazu anleitet, mit sich selbst zu sprechen – und das stimmt in gewisser Weise. Haben Sie sich jemals traurig gefühlt, ohne zu wissen, warum? Dann warten Sie eine Zeitlang, und die Antwort taucht auf? So ist auch der IFS-Prozess. Wenn jemand diese Arbeit macht, dann konzentriert er oder sie sich auf einen Gedanken oder ein Gefühl. Er stellt ihm eine Frage und wartet geduldig auf die Antwort, die von innen kommt, statt zu raten oder sich vorzustellen, was der Teil sagen würde. Das mag seltsam klingen, und Sie denken vielleicht, Sie seien dazu nicht in der Lage. Aber nach unserer Erfahrung sind Menschen überrascht über ihre Fähigkeit, bedeutsame innere Dialoge zu führen, nachdem sie die anfängliche Befremdung überwunden haben.

Wenn sie nach innen schauen, beginnt für einige Menschen eine Art Imaginationsprozess, in dem sie ihre Teile »sehen« können. Viele hören jedoch einfach eine vage Stimme oder haben ein verschwommenes Gefühl von der Gegenwart eines Teils. Schwierig wird es immer dann, wenn beschützende Teile, die daran gewöhnt sind, zu führen, Ihnen nicht erlauben, den Stimmen zuzuhören oder der Berechtigung der auftauchenden Stimmen oder Bilder zu vertrauen. Wenn das der Fall ist, hilft Ihre Therapeutin oder Ihr Therapeut Ihnen dabei, den beschützenden Teil zu fragen, welche Angst er davor hegt, die Türen zu anderen Teilen zu öffnen. Wenn keine Ängste auftauchen und der »Vorhang« dennoch zugezogen bleibt, können Sie und Ihr Therapeut für einige Zeit etwas anderes tun und später einen neuen Versuch starten. Manchmal brauchen beschützende Teile etwas mehr Zeit, bevor sie Sie nach innen gehen lassen. Wir respektieren deren Tempo.

Sobald Sie sich auf einen Teil konzentrieren und ihn finden (oft können Menschen spüren, wo im Körper er sich befindet, und nutzen das als Fokus), wird Ihr Therapeut Sie fragen, was Sie für diesen Teil empfinden. Da Ihre Familie und Kultur einige Ihrer Teile wertschätzt und andere fürchtet oder nicht mag, ist es wahrscheinlich, dass Ihre innere Welt dies widerspiegelt. Zum Beispiel wachsen viele Menschen in Familien auf, in denen der direkte Ausdruck von Ärger verboten ist. Daher mussten sie den für Selbstbehauptung zuständigen Teil in sich unterdrücken, der über Ungerechtigkeiten in der Familie sprechen oder für sich selbst einstehen wollte. Andere Teile haben die Meinungen Ihrer Familie über Ärger übernommen. Wann immer Sie wütende Gedanken hegen, kritisieren Sie sich daher sofort wegen dieser Gedanken oder lenken sich davon ab. Das stellt eine der Situationen dar, die im IFS als innere Polarisierung zwischen zwei Teilen bezeichnet wird. Wenn Sie diese Person wären und begännen, sich auf Ihren ärgerlichen Teil zu konzentrieren, würden Sie auf die Frage Ihrer Therapeutin oder Ihres Therapeuten nach Ihren Empfindungen für diesen Teil wahrscheinlich sagen, dass Sie ihn fürchten oder hassen. Wenn Sie einen Teil fürchten oder hassen, ist es aber schwierig, einen konstruktiven Dialog mit ihm zu führen. Wenn Ihr Therapeut also diese Antwort hört, wird er Sie auffordern, alle Teile, die den ärgerlichen Teil fürchten oder hassen (oder ihm gegenüber andere extreme Emotionen haben), zu bitten, »beiseitezutreten« – für eine Weile ihre Gefühle aus Ihnen herauszuhalten, damit Sie den ärgerlichen Teil besser kennenlernen können.

Zur Konkretisierung stellen Sie sich vor, Sie seien der Anführer einer Gruppe von Menschen, die viele Konflikte miteinander haben. Ihre Therapeutin oder Ihr Therapeut hilft Ihnen, diese zu beruhigen. Jedes Mal, wenn Sie dabei sind, mit einer Person zu sprechen, denkt eine andere, Sie würden für die erste Person Partei ergreifen oder dieser mehr Macht geben. Daher versucht die zweite Person, Sie dazu zu bringen, die erste Person nicht zu mögen oder sich von ihr fernzuhalten. Bei all diesem Wetteifern um Ihre Gunst würden Sie nicht sehr weit kommen. Wenn Sie stattdessen mit jeder Person individuell und ohne Einmischung der anderen sprechen können, können Sie eine vertrauensvolle und für zukünftige Verhandlungen hilfreiche Allianz mit jeder Seite aufbauen. Daher bittet Ihr Therapeut einzelne Teile immer wieder, zurückzutreten, damit Sie mit einem anderen sprechen können.

Es gibt jedoch einige Teile, von denen Sie vielleicht denken, dass es nicht sicher ist, sich ihnen überhaupt ohne die Rüstung der beschützenden Teile zu nähern. Es ist wahrscheinlich, dass es Teile gibt, die Sie einfach loswerden wollen oder zumindest im Inneren eingesperrt lassen wollen. Zum Beispiel sehen die meisten Menschen keinen großen Wert darin, ihrer Verzweiflung, ihrem brutalen inneren Kritiker, ihrem Entsetzen, ihrer Wut usw. näher zu kommen. Es gäbe auch gar keinen Grund, auf diese Teile zuzugehen, wenn sie so blieben, wie sie sind. Eine der großen Entdeckungen von IFS ist jedoch, dass diese Teile sich verändern, wenn Sie sie näher kennenlernen und herausfinden, warum sie so sind, wie sie sind. Das heißt, Teile ändern sich, wenn Sie sich ihre Geschichte aus der Vergangenheit anhören und erfahren, wie sie in ihre heutigen Rollen gezwungen wurden. Es zeigt sich, dass es keine ursprünglich schlechten Teile gibt, sondern nur gute Teile in schlechten Rollen. Gute Teile, die extreme Überzeugungen oder Emotionen aus Erlebnissen in der Vergangenheit mit sich tragen. Wenn Sie sich mit einer neugierigen, offenherzigen oder nicht verurteilenden Sichtweise auf die Teile konzentrieren, verwandeln sie sich schließlich in etwas Wertvolles. Es mag schwer sein, das zu glauben – und es steht im Gegensatz zu dem, was uns die westliche Psychologie darüber beigebracht hat, wie wir mit diesen Teilen umgehen sollten –, aber es bewahrheitet sich tagtäglich in den Sprechzimmern von IFS-Therapeuten auf der ganzen Welt.

Wenn ein Teil auf Ihre Bitte hin beiseitetritt, werden Sie unmittelbar eine Veränderung in Ihrem Verhalten, Ihren Gefühlen und Ihrer Sichtweise spüren. An diesem Punkt wird die Therapeutin oder der Therapeut Sie wieder fragen, was Sie für den ursprünglich anvisierten Teil empfinden. Vielleicht sind Sie in einen anderen extremen Zustand gewechselt. Angenommen – wenn wir beim Ärger-Beispiel bleiben –, Sie haben Ihren wütenden Teil zunächst gehasst und wollten ihn loswerden. Nun, da der Hass beiseitegetreten ist, haben Sie plötzlich Angst vor dem Ärger. An diesem Punkt wird Ihr Therapeut die Angst bitten, ebenfalls zurückzutreten. Er wird so lange fortfahren, Teile zu bitten, beiseitezutreten, bis Sie dem wütenden Teil gegenüber eines der folgenden Gefühle spüren: Neugier, Mitgefühl, Vertrauen oder Ruhe (die C-Wörter im Englischen). Die Therapeutin oder der Therapeut wird Sie nicht bitten, eines dieser Gefühle herbeizuzaubern, und Sie müssen nicht versuchen, so zu fühlen; Ihr Therapeut wird die Teile einfach bitten, zurückzutreten, bis Sie spontan in einen Zustand von Mitgefühl usw. kommen.

Dieses spontane Auftauchen wertvoller Führungsqualitäten, wenn Teile sich lösen, bezieht sich auf eine weitere signifikante Entdeckung von IFS: dass wir alle diese Qualitäten schon in uns haben. Mit anderen Worten: Ihre Teile tragen alle irrationalen und ungesunden Überzeugungen und Gefühle mit sich, die Sie im Laufe Ihres Lebens von Ihrer Familie, Ihrer Kultur und durch traumatische Erfahrungen aufgenommen haben. Bei IFS werden diese Überzeugungen und Gefühle als Ihre *Lasten* bezeichnet. Während Ihre Teile sich von dem verbleibenden Ich lösen, werden Sie mehr und mehr diese und weitere wertvolle Qualitäten erleben und verkörpern; denn das ist es, was Sie wirklich sind. Wenn Ihre Teile darauf vertrauen, dass es ungefährlich ist, sich von Ihnen lösen, werden Sie allmählich immer mehr Qualitäten Ihres Selbst erleben. In diesem Zustand des Selbst werden die Gespräche mit Ihren Teilen immer besser laufen und Sie werden ein intuitives Gefühl dafür entwickeln, wie Sie Ihren Teilen zuhören und ihnen dann helfen können. Die primäre Aufgabe Ihrer Therapeutin oder Ihres Therapeuten ist es an diesem Punkt, Sie in diesem Zustand zu halten, indem er oder sie bemerkt, wenn Sie ihn wieder verlassen. Sie tut dies, indem sie wie eine Teile-Detektorin fungiert und sich einmischende Teile aufspürt sowie den Klienten dabei unterstützt, diese wieder beiseite zu bitten.

All das klingt ziemlich leicht und es funktioniert, wenn Ihre Teile Vertrauen zu Ihrem Selbst haben. Viele Klientinnen und Klienten merken jedoch, dass ihre Teile nicht bereit sind, beiseite zu treten, wenn sie darum gebeten werden. Es ist sehr wahrscheinlich, dass auch Sie das erleben, zumindest am Anfang oder wenn Sie es mit besonders polarisierten Teilen zu tun haben. Der Teil, der nicht beiseitetreten will, trägt oft eine große Verantwortung für Ihr Wohlergehen. Er fürchtet, dass etwas Entsetzliches geschehen wird, wenn er nicht auf seinem Posten bleibt. Andere

Teile befürchten, dass sie weggesperrt oder eliminiert werden, wenn sie jegliche Kontrolle aufgeben; oder sie befürchten, dass der Teil, dem Sie sich momentan zuwenden, die Führung übernimmt. Es gibt viele verschiedene Gründe, warum die Teile zögern, die Führung an Ihr Selbst abzugeben. Wenn Teile nicht zurücktreten, wird Ihr Therapeut sie nicht dazu drängen. Stattdessen wird er eher vorschlagen, diese Teile zu fragen, warum sie Angst davor haben. Oft haben sie gute Gründe. Gründe, die von Ihrem Therapeuten angesprochen werden müssen, bis der Teil glauben kann, dass die befürchteten Konsequenzen nicht eintreten werden oder dass man damit gut umgehen kann.

Bei der IFS-Methode gibt es keine Notwendigkeit, Druck auszuüben oder die Teile zu einer Veränderung zu drängen. Stattdessen hören wir ihnen zu, vermitteln ihnen Sicherheit und bitten sie um Erlaubnis, uns den Verbannten zu nähern. Wir haben große Achtung vor den Wächtern Ihrer inneren Welt. Sie tun ihr Bestes, damit Sie in Sicherheit bleiben – auch wenn ihr Verhalten sich manchmal unnötig erdrückend oder destruktiv anfühlt. Teile haben alles Recht der Welt, die Tür zu verletzten Bereichen in Ihnen verschlossen zu halten, und wir werden uns diesen Bereichen nicht ohne ihre Erlaubnis nähern. Manchmal sind die Befürchtungen Ihrer Teile nicht mehr zeitgemäß. Sie sind in der Vergangenheit, als die Teile Sie auf ihre Weise schützen mussten, stecken geblieben und wissen nicht, wie sehr Sie und Ihre Situation sich seither geändert haben. Manchmal müssen sie darüber einfach auf den neuesten Stand gebracht werden. Ein andermal sind ihre Befürchtungen durchaus berechtigt – vielleicht gibt es Dinge, an die Sie oder Ihre Therapeutin bzw. Ihr Therapeut nicht gedacht haben. Wenn Sie sich zum Beispiel Ihrer Wut nähern, könnten Sie vielleicht die Entscheidung treffen, Ihre Ehe aufzugeben, den Kontakt zu Ihrem Vater abzubrechen oder Ihren Job zu kündigen. Oder Sie kommen vielleicht mit dem Kummer in Kontakt, vor dem Ihre Wut Sie schützt, und werden von ihm überwältigt. Sie und Ihre Therapeutin oder Ihr Therapeut können mit Ihren Teilen darüber sprechen, wie berechtigt jede Befürchtung ist und – wenn es ein sinnvolles Anliegen zu sein scheint – wie Sie damit umgehen werden.

Nachdem wir Jahrzehnte lang die Befürchtungen der beschützenden Teile erforscht haben, konnten wir glücklicherweise Methoden entwickeln, um mit den häufigsten davon umzugehen, etwa davor, überwältigt zu werden. Aber es gibt auch Befürchtungen, die ganz spezifisch für Ihre Situation sind, und Ihr Therapeut wird Ihre Mitarbeit bei der Erforschung von Lösungen dafür brauchen. Manchmal sind sich alle einig, dass die Befürchtung eines beschützenden Teiles berechtigt ist und dass daran momentan nichts geändert werden kann. Dann lassen wir die Tür vorerst geschlossen.

Die IFS-Arbeit kann daher viele Umwege beinhalten. Sie fangen damit an, sich einem Teil zu nähern, bleiben stecken und wenden sich dem Teil zu, der Widerstand leistet, arbeiten mit diesem und enden an einer vollkommen anderen Stelle, als Sie erwartet haben. IFS-Therapeuten vertrauen darauf, dass Ihr inneres System sein eigenes Tempo hat und seine Weisheit darüber, was notwendigerweise geschehen sollte. Und so lassen wir zu, dass Ihr System sich in seinem eigenen Tempo entfaltet. Wir ändern die Richtung nur, wenn es sich so anfühlt, als ob ein Teil Sie auf Abwege führt oder abzulenken versucht. Selbst dann bitten wir den Teil einfach, seine Befürchtung offenzulegen, statt Sie auf indirekte Art zu schützen. Wir ermutigen auch Sie – Ihr Selbst – ständig, selbst die Führung zu übernehmen.

Wenn eine Klientin oder ein Klient sich zum ersten Mal nach innen wendet, verstört das die beschützenden Teile manchmal mehr, als sie beim Geben ihrer Erlaubnis angenommen hatten. Wenn das so ist, tauchen vielleicht Gedanken auf wie: dass Sie nicht mehr zu diesem Therapeuten gehen sollten, oder – wenn Sie doch wieder hingehen – nicht mehr zuzulassen, dass er Sie nach innen führt. Vielleicht haben Sie während der Woche auch beunruhigende Träume oder seltsame Gefühlsausbrüche. Das passiert nicht nur nach dem ersten Mal, sondern kann während der Therapie mehrmals geschehen, wenn Sie die Reise nach innen fortsetzen. Einiges davon ist eine zu erwartende, natürliche Reaktion, die auftritt, wann immer das innere ökologische Gleichgewicht einer Person gestört wird. Es kann jedoch auch bedeuten, dass Ihre Therapeutin oder Ihr Therapeut zu schnell oder zu unbedacht vorgegangen ist. Wir bitten die Klientinnen und Klienten, mit ihrem Therapeuten über diese Reaktionen zu sprechen, sodass sie erforscht und eingeschätzt werden können. IFS-Therapeuten sollten hochgradig sensibel auf Ihr Feedback reagieren und entsprechende Anpassungen vornehmen. Lassen Sie Ihren Therapeuten auch wissen, wenn Sie das Gefühl haben, dass er nicht vollständig präsent ist oder wenn Sie einen Teil Ihres Therapeuten als störend empfinden. Ihr Therapeut weiß, dass er Sie ermutigt, einen heiklen und heiligen Bereich zu betreten. Er möchte, dass Sie und Ihre Teile sich darauf verlassen können, dass er ganz bei Ihnen ist, wenn Sie dorthin gehen. Ihr Therapeut heißt Ihre Wahrnehmungen willkommen und wird diese ernstnehmen. Er wird selbst nach innen horchen, um herauszufinden, ob er bei sich einen Teil entdeckt, und Ihnen das Ergebnis dieser Suche mitteilen.

IFS ist also ein Prozess der Zusammenarbeit. Ihr Selbst und das der Therapeutin oder des Therapeuten machen sich gemeinsam auf eine heilsame Reise in Ihr inneres Teile-System. Sie sind der Experte hinsichtlich Ihrer Erfahrung auf dieser Reise; und Ihr Therapeut ist ein Experte, der Ihnen hilft, die Selbstführung während der Reise aufrechtzuerhalten. Zu Beginn steuert Ihr Therapeut die Dinge noch in gewisser Weise, aber allmählich werden Sie eine natürliche Tendenz entwickeln, selbst die Führung zu übernehmen. Was Ihr Therapeut respektieren und fördern wird.

Lassen Sie uns zu dem Ärger-Beispiel zurückkehren: Angenommen, dass nach einigem Verhandeln die Ihr System schützenden Teile die Erlaubnis gegeben haben, dass Sie Ihre Wut näher kennenlernen dürfen. Was würden Sie von ihr wissen wollen? Wenn es sich als wahr herausstellt, dass sie ein guter Teil ist, der in der schlechten Rolle »der Wütenden« steckengeblieben ist, dann werden Sie wissen wollen, was den Teil in dieser Rolle festhält. Wenn Sie einem Teil eine solche aus dem Herzen kommende Frage stellen, werden Sie wahrscheinlich von anderen Teilen hören, mit denen der erste Teil polarisiert ist oder die er schützt. Ihr ärgerlicher Teil sagt, er befürchte, dass Sie verletzt werden, wenn er nicht wütend bleibt. Im Zuge dieser Fragestellung erfahren Sie, dass er einen verwundeten Teil schützt, der leicht verletzt werden kann. Sie treffen auf Ihrer Reise also zunächst auf Beschützer, die versuchen, alles in Ihrem Leben unter Kontrolle zu halten, und die sich vor Ihrer Wut fürchten. Sie geben Ihnen die Erlaubnis, mit der Wut zu reden, die sich ebenso als Beschützer eines verletzlichen Teils entpuppt. Als Nächstes wird Ihre Therapeutin oder Ihr Therapeut Sie bitten, den ärgerlichen Teil zu fragen, ob er die Erlaubnis gibt, mit dem verletzlichen Teil zu arbeiten.

Das ist ein ganz typischer Ablauf in der IFS-Therapie. Zuerst helfen wir Ihnen, die Teile, die Ihr System schützen, kennenzulernen und sie wertzuschätzen. Da diese Teile die ganze Zeit in Hab-Acht-Stellung sind, sind sie im Allgemeinen nicht bereit, sich helfen zu lassen, bevor Ihr System weniger verletzbar ist. Deshalb bitten wir um die Erlaubnis, auf die empfindlichsten Teile zugehen zu dürfen, und diese zuerst zu heilen. Wenn diese Teile weniger verwundbar sind, können Ihre Beschützer ein wenig lockerlassen und in den Heilungsprozess einwilligen. Bei vielen Klientinnen und Klienten wiederholt sich dieser Zyklus immer wieder – Erlaubnis von den Beschützern einholen, die verletzlichen Teile heilen und dann wieder zu den Beschützern zurückzukehren –, weil es bei den meisten Menschen eine Menge Untergruppen von Beschützern und Verletzten gibt. Die Persönlichkeit eines Menschen wird oft mit einer Zwiebel und ihren vielen Schichten verglichen, die etwas Bedeutsames im Inneren umhüllen. IFS betrachtet Ihre Persönlichkeit eher als eine Knoblauchknolle mit vielen unterschiedlichen Zehen (jede Zehe enthält einige Beschützer und einen oder zwei verletzliche Teile), mit denen unabhängig voneinander gearbeitet werden muss. Während jede einzelne dieser Zehen sich verändert, erleben Sie sehr wahrscheinlich mehr Selbst und eine Verschiebung des Themas, das diese Teile repräsentieren – in unserem Beispiel Ärger und Verletzlichkeit. Einige Menschen erleben dramatische innerliche Veränderungen, nachdem eine bestimmte Zehe geheilt wurde. Aber häufiger spüren Klientinnen und Klienten eine allmähliche Zunahme von Vertrauen, Wohlbefinden, Klarheit und Ruhe.

Mitfühlendes Bezeugen

Was meinen wir mit »einen Teil heilen«? Was braucht ein Teil, um heil zu werden? Wir haben durch jahrelange Erfahrung mit der IFS-Therapie herausgefunden, dass Teile meist nur die Sicherheit brauchen, dass Sie wirklich verstehen, was in der Vergangenheit passiert ist, als die Teile ihre Lasten auf sich genommen haben. Dann können sie Entlastung annehmen. Entlasten heißt, die extremen Überzeugungen und Gefühle abzuladen, die die Teile in starren Rollen festhalten. Mit anderen Worten: Die Teile brauchen von Ihnen ein mitfühlendes Bezeugen eines speziellen Abschnittes Ihrer eigenen Geschichte.

Was ist in diesem Bezeugen enthalten? Nachdem Sie einem verletzlichen Teil begegnet sind und eine vertrauensvolle Beziehung zu ihm aufgebaut haben, wird Ihre Therapeutin oder Ihr Therapeut etwas sagen wie »Bitten Sie diesen Teil, Ihnen zu zeigen, was Sie über die Vergangenheit wissen sollten.« An diesem Punkt fangen Sie möglicherweise an, Szenen oder Bilder zu »sehen«, als ob Sie einen Film über sich selbst in einem jüngeren Alter anschauen würden. Oder Sie erleben vielleicht Gefühle oder Empfindungen ohne visuelle Bilder. Der Teil hat begonnen, seine Geschichte in der Form zu erzählen, die sich für ihn am sichersten anfühlt. Ihr Therapeut wird Sie dabei unterstützen, sich auf diese Geschichte zu konzentrieren, bis der Teil glaubt, dass Sie begreifen, was passiert ist, und würdigen können, wie schlimm es war.

Nachdem sich ein Teil vollkommen gesehen und verstanden fühlt, wird Ihre Therapeutin oder Ihr Therapeut Sie manchmal bitten, die Szene zu betreten und den Teil (oft Sie selbst als Kind) dort herauszuholen. Dieser Schritt ist jedoch nicht immer notwendig.

Danach wird Ihr Therapeut Sie bitten, den Teil zu fragen, ob er bereit ist, die Überzeugungen und Gefühle, die er aus diesen frühen Erfahrungen übernommen hat, abzuladen. Es mag schwer zu glauben sein, dass das Entlasten so einfach sein kann; dass Dinge, die Sie Ihr ganzes Leben lang geplagt haben, einfach dadurch aufgelöst werden, dass Sie sehen, wo und wann sie entstanden sind. In vielen Fällen ist es so einfach, aber das heißt nicht, dass es leicht ist. Wie schon gesagt, gibt es vielleicht gute Gründe, sich davor zu fürchten, bestimmte Ereignisse in Ihrer Vergangenheit wieder aufzusuchen oder Ihr Herz gegenüber den Teilen zu öffnen, die durch die Ereignisse in dieser Zeit erstarrt sind. Obwohl die Erfahrung des Bezeugens selten so qualvoll ist wie in der Vorstellung Ihrer beschützenden Teile, ist sie doch oft gefühlsbetont und schwer. Die gute Nachricht ist, dass es in der Regel schnell vorbeigeht und sich die meisten Teile während und nach dem Bezeugen erleichtert und besser fühlen. Sobald ein verletzter Teil seine Last abgeladen hat, können sich die Teile, die ihn geschützt oder weggeschlossen hatten, oft entspannen und selbst ein Interesse daran entwickeln, geheilt zu werden.

Es gibt noch ein paar andere Schritte beim Heilen von Teilen, aber das Bezeugen ist meist der bei Weitem schwierigste. Es dauert oft viele Sitzungen, bevor Sie die Erlaubnis bekommen, es zu tun. Lassen Sie sich nicht frustrieren, wenn es lange dauert. Es braucht so lange, wie es braucht. Paradoxerweise verlangsamt der Teil von Ihnen, der durch all das hindurcheilen will, alles, weil er dadurch andere Teile aktiviert, die auf die Bremse treten. Wenn Sie einen solchen antreibenden Teil haben, informieren Sie Ihre Therapeutin oder Ihren Therapeuten, damit Sie beide diesem Teil helfen können, ein bisschen lockerzulassen.

In der Zeit, in der Sie sich einem verletzten Teil annähern, erleben Sie vielleicht ein gesteigertes impulsives Verhalten. Zum Beispiel einen starken Drang nach Essen, Alkohol, Drogen, Sex oder Arbeit. Oder Sie fühlen sich stärker suizidgefährdet oder wutentbrannt. Sie haben vielleicht vermehrt körperliche Symptome wie Kopfschmerzen oder andere Schmerzen beziehungsweise Krankheiten. Das sind alles ganz normale, vorhersagbare Reaktionen der beschützenden Teile, die erschrocken sind, weil Sie sich einem Bereich nähern, zu dem sie Ihnen keinen Zugang gewähren wollen. Ihr Therapeut sollte diese Reaktionen dadurch ernstnehmen, dass er Sie bittet, mit den diese Impulse auslösenden Teilen zu sprechen, um herauszufinden, welche Art der Rückversicherung sie brauchen. Was diese Teile häufig benötigen, ist, dass Sie und Ihr Therapeut ihnen noch einmal erklären, was Sie tun und warum; sowie die Sicherheit, dass Ihr Therapeut Sie nicht verurteilt oder in irgendeiner Weise im Stich lässt. Wenn diese impulsiven Teile andererseits mehr Struktur brauchen, um sich im Zaum zu halten, können Sie zusammen mit Ihrer Therapeutin oder Ihrem Therapeuten überlegen, welche Alternativen notwendig sind – inklusive stationäre oder medikamentöse Behandlung. Aber meist braucht es lediglich eine weitere Rückversicherung und Verhandlung.

Veränderung ist ein Arbeitsprozess

Nachdem ein verletzter Teil entlastet wurde, möchten Sie vielleicht Ihre Teile schützen und wollen eine Zeitlang nicht wieder nach innen gehen. Vielleicht fühlen Sie Ihrer Therapeutin oder Ihrem Therapeuten gegenüber auch eine größere Distanz und denken sogar daran, die Behandlung zu beenden. Sie sind vielleicht zu Hause oder im Büro kratzbürstiger oder ziehen sich mehr zurück. Es hat sich bewährt, die Menschen, mit denen Sie leben oder arbeiten, vorzuwarnen, dass es, während Sie diese Therapie machen, Zeiten geben kann, in denen Sie nicht ganz Sie selbst sind. All dies sind ebenfalls vorhersagbare Reaktionen, wenn verletzte Teile sozusagen nach Hause geholt werden. Sobald ein Teil geheilt wurde, ist es notwendig, sich innerlich neu zu organisieren, und Ihre Beschützer werden dadurch aus der Fassung gebracht. Wenn Sie keinen Puffer einplanen – eine Zeit der Ruhe nach einer solchen Sitzung –, kann es sein, dass die Entlastung nicht von Dauer ist und Sie den Teil noch einmal heilen müssen. Aus diesem Grund legen Klientinnen und Klienten die Sitzungen oft in eine Zeit, nach der sie nicht sofort wieder zur Arbeit gehen müssen, sondern eine Weile still für sich sein können.

Einige Klientinnen und Klienten erinnern sich nicht an alles, was in der Sitzung geschehen ist. Daher möchten Sie vielleicht ein Aufnahmegerät mitbringen und sich den Mitschnitt während der Woche anhören. Andere Klienten finden das Tagebuchschreiben hilfreich, um sich zu erinnern und mit dem Prozess in Kontakt zu bleiben. Sie schreiben auf, was während der Sitzung geschehen ist und was sie während der Woche mit ihren Teilen tun oder über diese herausfinden. Einige Klienten arbeiten zwischen den Sitzungen viel mit ihren Teilen. Dieses Vorgehen beschleunigt die Therapie. Andere merken, dass ihre Teile sie nur in der Gegenwart ihres Therapeuten nach innen gehen lassen. Das ist kein Problem, der Prozess dauert dann nur etwas länger.

Noch einmal: Das System eines jeden Menschen ist anders, hat unterschiedliche Ebenen der Angst, hat sein eigenes Tempo und ein unterschiedliches Maß an Lasten. Es ist ganz normal, dass die Therapie mit Menschen mit schwerwiegenden Missbrauchserfahrungen oder anderen Traumata in ihrem biografischen Hintergrund mehr Zeit braucht. Viele Menschen sind auf der Reise das ein oder andere Mal entmutigt, weil es so scheint, als ob die Anzahl der zu heilenden Teile endlos wäre. Auch wenn es diesen Anschein hat, können Sie sich darauf verlassen, dass die Menge der abzuladenden Lasten begrenzt ist. Es wird eine Zeit kommen, in der Sie sich viel besser fühlen. Eine andere häufige und entmutigende Erfahrung ist, dass Sie, obwohl Sie bereits viel mit den Teilen gearbeitet haben, dennoch in der äußeren Welt auf die gleichen alten Reaktionsmuster zurückgreifen. Sie dachten, Sie hätten es fast geschafft, aber dann sieht es so aus, als wären Sie wieder ganz am Anfang angekommen. Selbst wenn es so scheint, ist es nicht so. Solange Sie nicht alle verletzten Teile geheilt haben, werden noch immer einige Beschützer aktiv sein und ihr gewohntes Verhalten zeigen. Hier ist es wichtig, dass Ihre Therapeutin oder Ihr Therapeut Ihnen dabei hilft, im Blick zu behalten, was sich schon alles geändert hat, obwohl einige Dinge noch nicht bearbeitet wurden. Der Veränderungsprozess ist oft wie eine Berg- und Talfahrt. Es ist hilfreich, wenn Ihr Therapeut sich nicht mit Ihnen auf dieser Berg- und Talfahrt befindet, sondern, um eine andere Metapher zu verwenden, stattdessen für Sie die Ruhe im Sturm bewahrt.

Es ist unmöglich vorherzusagen, wie lange Ihr Heilungsprozess dauern wird. Sie haben aber jederzeit die Freiheit zu entscheiden, ob Sie die Häufigkeit der Sitzungen verändern oder ob Sie eine Pause einlegen wollen. Ihr Therapeut wird Ihnen dabei helfen herauszufinden, welche Teile an dieser Art von Entscheidungen beteiligt sind, aber er wird auf jeden Fall Ihre Entscheidung respektieren.

Es ist auch sehr unterschiedlich, wie Menschen den Prozess erleben. Manche haben Angst vor den Sitzungen und haben unter Umständen das Gefühl, sich zum Weitermachen zwingen zu müssen – als ob sie beim Zahnarzt eine Behandlung ohne Betäubung erhielten. Andere sind von dem ganzen Prozess fasziniert und belebt. Wenn es Ihnen wie den meisten Menschen geht, wird es Zeiten geben, in denen Sie begeistert sind, und andere, in denen Sie sich fürchten. Wenn Ihre Therapeutin oder Ihr Therapeut Ihnen helfen kann, durchzuhalten, werden Sie auf der anderen Seite herauskommen und stolz sein auf das, was Sie geschafft haben. Sie werden glücklich darüber sein, wie viel besser Sie sich fühlen.

Anhang

Übersicht über das IFS-Modell

1. Teile

- Teilpersönlichkeiten oder Aspekte unseres Selbst, die in unserem Inneren auf Arten und Weisen miteinander agieren und sich beeinflussen, die der Interaktion zwischen Menschen ähneln.
- Alle Teile sind wertvoll und möchten eine positive Rolle ausfüllen. Wir wurden mit diesen Persönlichkeitsanteilen und ihren Potenzialen geboren. Es ist die Natur der Psyche, untergliedert zu sein. Und es ist gut, vielfältig zu sein.
- Aufgrund von Lebenserfahrungen können Teile extrem werden und zerstörerisch sein.

2. Selbst

- Der Sitz unseres Bewusstseins – eine andere Ebene des Ganzen als die Teile. Anders als die Teile bleibt das Selbst unsichtbar, da es das beobachtende »Ich« ist.
- Das Selbst zeichnet sich durch gute (Führungs-)Eigenschaften aus: u. a. Zuversicht, Neugierde, Perspektive. Jeder Mensch hat ein Selbst, das jedoch unter den Extremen der Teile verborgen sein kann.

3. **Die grundlegenden Ziele des Modells**
   - Die Teile aus ihren extremen Rollen zu befreien. Durch den Prozess des Entlastens werden die Teile weniger eingeschränkt und können in bevorzugtere und weniger starre Rollen innerhalb des Systems wechseln.
   - Das Vertrauen in die Selbstführung wiederherzustellen. Als natürliche Führungsinstanz respektiert Selbstenergie den Input der Teile. Die Teile wiederum respektieren das Selbst dafür, dass es das System effizient führt und heilt – im Innen und Außen.
   - Das Erreichen von Gleichgewicht, Harmonie und Ganzheit.
     Im Innen: Differenzierung des inneren Systems der Teile und die Freisetzung von Selbstenergie. Den Teilen helfen, miteinander auszukommen und konfliktfreier zusammenzuarbeiten.
     Im Außen: Den Teilen helfen, sich auszudrücken und sich harmonischer in der Außenwelt einzufinden.
   - Mehr Selbstenergie in das äußere System einzubringen. Die in einem individuellen Heilungsprozess frei werdende Selbstenergie kann auch für andere und die Welt heilsam sein.

4. **Annahmen**
   - Im Zuge unserer Persönlichkeitsentwicklung bilden unsere Teile ein komplexes, wechselwirksames System von Polarisierungen und Bündnissen. Die Systemtheorie und systemische Methoden können auf das innere System angewendet werden. Wenn sich das System neu organisiert, können sich die Teile schnell verändern.
   - Veränderungen im inneren System haben Auswirkungen auf das äußere System und umgekehrt. Man kann mit einem arbeiten, um das andere zu verändern.

5. Die drei häufigsten Rollen der Teile

- **Verbannte**: Junge und verletzliche Teile, die traumatische Erfahrungen gemacht haben. Sie sind zu ihrem eigenen Schutz und zum Schutz des Systems isoliert. Verbannte tragen die Erinnerungen, (Körper)Empfindungen und Emotionen dieser Ereignisse als Lasten und stecken in der Vergangenheit fest.
- **Manager**: Diese Persönlichkeitsanteile organisieren das alltägliche Leben einer Person. Diese Teile versuchen die Verbannten in der Verbannung zu halten, indem sie Ereignisse und Beziehungen kontrollieren, perfekt, gefällig und fürsorglich sind. Sie machen uns Angst davor, Risiken einzugehen, und nutzen dafür u. a. Kritik, Gleichgültigkeit und Sorge.
- **Feuerbekämpfer**: Teile, die reagieren, sobald Verbannte aktiviert werden, um deren Gefühle zu löschen und die Person von diesen zu dissoziieren. Typische Feuerbekämpfer-Tätigkeiten sind: Drogen- oder Alkoholkonsum, Selbstverletzung, Essattacken, Sex, suizidale Gedanken und Wut. Feuerbekämpfer verfolgen die gleichen Ziele wie Manager (die Verbannten fernzuhalten), nutzen dazu aber andere, impulsivere Strategien.

6. Wie Sie mit dem IFS-Modell arbeiten können

- Untersuchen und bewerten Sie zunächst das äußere System, um sicherzustellen, dass es sicher genug ist, um mit dem inneren System zu arbeiten.
- Einführen der Teile-Sprache. Fragen Sie, welche Beziehungen zu verschiedenen Teilen bestehen. Fragen Sie, was eine Person gerne verändern wollen würde.
- Arbeiten Sie zuerst mit den Managern. Besprechen Sie deren Ängste und wie mit diesen umgegangen werden kann.

Bauen Sie kooperative Beziehungen mit ihnen auf und geben Sie ihnen die Zeit, die sie dafür benötigen.

- Fragen Sie nach gefährlichen Feuerbekämpfern und entschärfen Sie diese.
- Beginnen Sie mit den Verbannten zu arbeiten, nachdem Sie die Erlaubnis der Manager dafür erhalten haben. Nutzen Sie dazu die Methoden der Zurückholung ins System und der Entlastung.
- Erkundigen Sie sich nach jeder Befragung danach, wie alle Teile sich fühlen und es ihnen geht.
- Halten Sie Therapeuten-Teile während des Prozesses davon ab, einzugreifen und heißen Sie Rückmeldungen der Klientinnen und Klienten willkommen, wenn diese als Teile-Detektoren Teile bei Ihnen wahrnehmen.

Das innere System

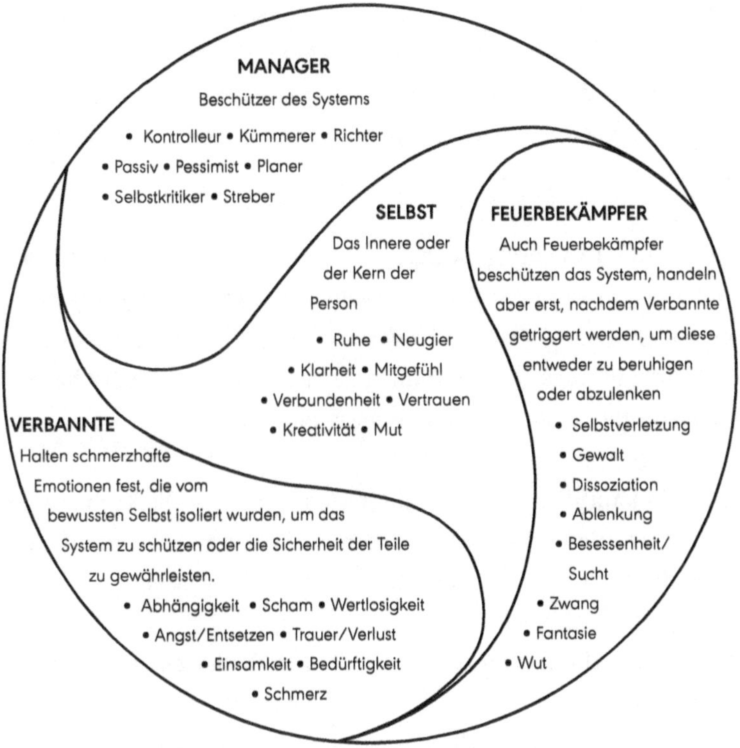

Text adaptiert von *Internal Family Systems* von Richard C. Schwartz. Grafik: Janet R. Mullen.

IFS-Glossar

Einschränkendes Umfeld: Ein das menschliche System umgebendes Umfeld, das von Ungleichgewicht, Polarisierung, Verstrickungen und problematischer Führung geprägt ist. Einschränkende Umgebungen zwingen den in ihnen bestehenden Systemen Lasten auf.

Enmeshment (Verstrickung): Zustand, in dem zwei Mitglieder (oder zwei Gruppen) innerhalb eines Systems hochgradig voneinander abhängig sind. Die Verstrickung führt dazu, dass beide Akteure nur noch eingeschränkten Zugang zu ihrem Selbst haben, da ihre Teile so stark auf einander reagieren.

Feuerbekämpfer: Teile, die eingreifen, nachdem die Verbannten aktiv geworden sind. Sie versuchen die Verbannten zu beruhigen oder das System von diesen abzulenken (Dissoziation).

Gleichgewicht: Zustand, in dem die Mitglieder eines menschlichen Systems gleichberechtigten und gebrauchsgerechten Zugang zu Verantwortlichkeit, Ressourcen und Einfluss haben.

Harmonie: Zustand, in dem die Teile eines menschlichen Systems zusammenarbeiten, wirkungsvoll miteinander kommunizieren, füreinander sorgen und sich einander verbunden fühlen.

Lasten: Extreme Gefühle oder Ideen, die die Teile in sich tragen und deren Leben bestimmen. Lasten entstehen bzw. bleiben bestehen, wenn man externen Ereignissen oder Personen ausgesetzt ist.

Manager: Teile, die ein System mit dem Ziel führen, die Aktivierung verbannter Teile gering zu halten.

Polarisierung: Zustand, in dem zwei Mitglieder (oder zwei Gruppen) eines Systems im Gegensatz zueinander oder im Wettbewerb miteinander stehen. Der Zugang jedes Akteurs zum Selbst ist dabei eingeschränkt durch die Angst, dass die andere Seite gewinnen oder die Führung übernehmen könnte.

Problematische Führung: Zustand, in dem die Anführer eines Systems abgedankt haben, voreingenommen sind, voneinander polarisiert sind oder diskreditiert wurden.

Selbst: Der Kern einer Person, der sich durch Führungsqualitäten wie Mitgefühl, Perspektive, Neugier und Vertrauen auszeichnet. Das Selbst ist am besten darauf ausgelegt, die innere Familie zu führen.

Selbstführung: Führungsart, die sich durch Mitgefühl, Ruhe, Klarheit, Neugier, Vertrauen, Mut, Kreativität und Verbundenheit auszeichnet.

Teile: Dieser Begriff steht bei IFS für die Teilpersönlichkeiten eines Menschen. Am besten betrachtet man Teile als innere Personen unterschiedlichen Alters und Temperaments, die auch unterschiedliche Talente besitzen.

Ungleichgewicht: Zustand, in dem die Mitglieder (oder eine Gruppe) eines Systems ungleichen Zugang zu Verantwortung, Ressourcen und Einfluss haben.

Unterstützende Umgebung: Eine Systemumgebung, die von Gleichgewicht, Harmonie und wirksamer Führung geprägt ist.

Verbannte: Teile, die zu ihrem eigenen Schutz oder um ein System vor ihnen zu schützen aus diesem ausgestoßen wurden.

Verschmelzung: Wenn die Gefühle und Überzeugungen eines Teils mit einem anderen Persönlichkeitsanteil oder dem Selbst verschmelzen.

Vielfalts-Paradigma: Die Erkenntnis, dass die menschliche Psyche nicht aus einem einheitlichen Ganzen besteht, sondern in eine Vielzahl von Teilpersönlichkeiten aufgeteilt ist.

Ausgewählte IFS-Lektüre

Deutschsprachig

Anderson, Frank G., Martha Sweezy und Richard C. Schwartz: *Therapeutische Arbeit im System der Inneren Familie: Traumabewußte Behandlung von Angst, Depression, PTBS und Substanzmißbrauch: Ein Skills-Training*. G.P. Probst, 2018

Herbine-Blank, Toni, Donna M. Kerpelman und Martha Sweezy: *Von Selbst zu Selbst. Die Arbeit mit Persönlichkeitsanteilen (IFS) in der Paartherapie*. Arbor, 2021

McConnell, Susan: *Die Somatische Systemische Therapie mit der inneren Familie: Gewahrsein, Atmung, Resonanz, Bewegung und Berührung in der Praxis*. Arbor, 2022

Schwartz, Richard C.: *Kein Teil von mir ist schlecht: Mit dem Modell des inneren Familiensystems (IFS). Trauma heilen und zur Ganzheit zurückfinden*. Arbor, 2022

Schwartz, Richard C.: *Mutige Liebe – Warte nicht darauf, dass dein Partner sich ändert. Umdenken bei Konflikten in Ehe und Partnerschaft*. BoD, 2019

Schwartz, Richard C. und Martha Sweezy: *Systemische Therapie mit der inneren Familie. Vollständig überarbeitete Neuausgabe*. Klett-Cotta, 2021

Englischsprachig

Anderson, Frank G.: *Transcending Trauma. Healing Complex PTSD with Internal Family Systems.* PESI Publishing, 2021

Goulding, Regina A. und Richard C. Schwartz: *The Mosaic Mind: Empowering the Tormented Selves of Child Abuse Survivors.* Trailheads Publications, 1995

Herbine-Blank, Toni und Martha Sweezy: *Internal Family Systems Couples Therapy Skills Manual. Healing Relationships with Intimacy from the Inside Out.* PESI Publishing, 2021

Schwartz, Richard C.: *You Are the One You've Been Waiting For: Applying Internal Family Systems to Intimate Relationships.* Sounds True, 2023

Schwartz, Richard C. und Robert R. Falconer: *Many Minds, One Self: Evidence for a Radical Shift in Paradigm.* Trailheads Publishing, 2017

Sweezy, Martha und Ellen L. Ziskind: *Internal Family Systems Therapy: New Dimensions.* Routledge, 2013

Sweezy, Martha und Ellen L. Ziskind: *Innovations and Elaborations in Internal Family Systems Therapy.* Routledge, 2017

Weitere Informationen über IFS-Therapie und -Ausbildung in Europa:

www.ifs-europe.net
info@ifs-europe.net

www.ifs-germany.de
info@ifs-germany.de

in USA:

www.ifs-institute.com
info@ifs-institute.com

Literatur

Abramsky, Sasha: »When They Get Out«, in: *Atlantic Monthly* 283, no. 6 1999, S. 30–36

Allison, Ralph B.: »A New Treatment Approach for Multiple Personality Disorder«, in: *American Journal of Clinical Hypnosis,* 17 1974, S. 15–32

Allison, Ralph B. und Ted Schwartz: *Minds in Many Pieces: Revealing the Spiritual Side of Multiple Personality Disorder.* Macmillan, 1980

Armstrong, Karen: *A History of God.* Ballantine, 1993. Deutsche Ausgabe: *Die Geschichte von Gott: 4000 Jahre Judentum, Christentum und Islam.* Droemer, 2015

Boorstein, Seymour: *Transpersonal Psychotherapy.* Science and Behavior Books, 1980

Borysenko, Joan: *A Woman's Journey to God.* Riverhead Books, 1999

Capra, Fritjof: *The Web of Life.* Anchor Books, 1997

Carney, J.: »Unique Advances and Psychospiritual Contributions of Internal Family Systems Therapy in Clinical Work with Gay Men, Lesbians, Ambisexuals, and Their Families«. Unpublished manuscript, 1997

Childre, Doc und Howard Martin: *The Heartmath Solution.* Harper San Francisco, 2000. Deutsche Ausgabe: *Die HerzIntelligenz(R)-Methode. Gesundheit stärken, Probleme meistern – mit der Kraft des Herzens,* VAK, 2016

Chödrön, Pema: »A Practice of Compassion«, in: *Inner Knowing: Consciousness, Creativity, Insight, and Intuition,* hrsg. von Helen Palmer, Tarcher, 2004

Chödrön, Pema: *Start Where You Are: A Guide to Compassionate Living.* Shambhala Publications, 1994. Deutsche Ausgabe: *Beginne, wo du bist: Eine Anleitung zum mitfühlenden Leben,* Aurum Verlag, 2003

Comstock, Christine M.: »The Inner Self Helper and Concepts of Inner Guidance«, in: *Dissociation* 4, no. 3, 1991, S. 165–77

Coon, Deborah J.: »Testing the Limits of Sense and Science«, in: *American Psychologist,* 47, no. 2, 1992, S. 143–51

Cose, Ellis: »The Prison Paradox«, in: *Newsweek,* 12. November 2000

Csíkszentmihályi, Mihály: *Flow: The Psychology of Optimal Experience.* Harper & Row, 1990. Deutsche Ausgabe: *Flow. Das Geheimnis des Glücks,* Klett-Cotta, 2017

Dalai Lama und Howard C. Cutler: *The Art of Happiness,* Riverhead Books, 1998 Deutsche Ausgabe: *Die Regeln des Glücks. Ein Handbuch zum Leben,* Herder Verlag, 2012

Deikman, Arthur J.: *The Observing Self: Mysticism and Psychotherapy.* Beacon Press, 1982

Dillard, Annie: *For the Time Being.* Knopf, 1999. Deutsche Ausgabe: *In der Zwischenzeit (Bibliothek Wildes Wissen).* Matthes & Seitz, 2023

Edwards, Betty: *Drawing on the Right Side of the Brain.* Tarchen, 1979

Ehrenreich, Barbara: »Nickel-and-Dimed: On (Not) Getting By in America«, in: *Harper's Magazine*, Januar 1999

Faludi, Susan: »Rage of the American Male«, in: *Newsweek*, 16. August 1999

Ford, Debbie: *The Dark Side of the Light Chasers: Reclaiming Your Power, Creativity, Brilliance, and Dreams.* Riverhead Books, 1998. Deutsche Ausgabe: *Schattenarbeit. Wachstum durch die Integration unserer dunklen Seite.* Goldmann, 2011

Gallwey, W. Timothy: *The Inner Game of Tennis: The Classic Guide to the Mental Side of Peak Performance.* Random House, 1974. Deutsche Ausgabe: *Tennis – Das innere Spiel: Durch entspannte Konzentration zur Bestleistung.* Goldmann, 2012

Goleman, Daniel: *Emotional Intelligence: Why It Can Matter More Than IQ.* Bantam Books, 1995. Deutsche Ausgabe: *EQ. Emotionale Intelligenz.* dtv, 1997

Gould, Stephen J.: »A Tale of Two Worksites«, in: *Natural History*, 106, 1997, S. 18–20, 22, 29, 62, 64–68

Green, Arthur und Barry W. Holtz: *Your Word Is Fire: The Hasidic Masters on Contemplative Prayer.* Schocken Books, 1987

Green, Elmer und Alyce Green: *Beyond Biofeedback.* Dell Publishing, 1978

Grigg, Ray: *The Tao of Zen.* Alva Press, 1994

Hadot, Pierre: *Plotinus, or The Simplicity of Vision.* University of Chicago Press, 1998

Hammen, Constance L. und Stefanie D. Peters: »Interpersonal Consequences of Depression: Responses to Men and Women Enacting a Depressed Role«, in: *Journal of Abnormal Psychology*, 87, 1978, S. 322–332

Hammer, Michael: »Is Work Bad For You?«, in: *Atlantic Monthly*, 284, no. 2 1999, S. 87–93

Harner, Michael: »Shamanic Healing: We Are Not Alone«, in: *Alternative Therapies in Health and Medicine* 2, no. 3 1996, S. 68–75

Huxley, Aldous: *The Perennial Philosophy.* Harper & Row, 1944

Ingerman, Sandra: *Soul Retrieval: Mending the Fragmented Self.* Harper San Francisco, 1991

Jaworski, Joseph: *Synchronicity: The Inner Path of Leadership.* Berrett-Koehler, 1994

Jung, C. G.: *Memories, Dreams, Reflections.* Rev. ed. Edited by Aniela Jaffé. Pantheon Books, 1962. Deutsche Ausgabe: *Erinnerungen, Träume, Gedanken*, Edition C.G. Jung, 2011

Keating, Thomas: *The Human Condition: Contemplation and Transformation.* Paulist Press, 1999

Keating, Thomas: *Open Mind, Open Heart.* Continuum, 1994

Keen, Sam: *Hymns to an Unknown God; Awakening the Spirit in Everyday Life.* Bantam, 1994

Keen, Sam: »The Virtue of Moral Outrage«, in: *The Awakened Warrior*, hrsg. von Rick Fields, Tarcher, 1994

King, Martin Luther, Jr.: »Pilgrimage to Nonviolence«, in: *The Awakened Warrior*, hrsg. von Rick Fields, Tarcher, 1994

Kohn, Alfie: *No Contest: The Case against Competition.* Houghton Mifflin, 1986

Kornfield, Jack: *A Path with Heart: A Guide through the Perils and Promises of Spiritual Life.* Bantam, 1993. Deutsche Ausgabe: *Frag den Buddha – und geh den Weg des Herzens. Was uns bei der spirituellen Suche unterstützt.* Kösel Verlag, 2017

Kraft, Kenneth (Hrsg.): *Zen – Tradition and Transition: A Sourcebook by Contemporary Zen Masters and Scholars.* Grove Press, 1988

Lamott, Anne: *Bird by Bird: Some Instructions on Writing and Life.* Pantheon Books, 1994

Lamott, Anne: *Traveling Mercies: Some Thoughts on Faith.* Pantheon Books, 1999

LePage, Victoria: »The God Debate«, in: *Quest* 87, no. 6, 1999, S. 212–15

Levoy, Gregg: *Callings: Finding and Following an Authentic Life.* Three Rivers Press, 1998

McConnell, Susan: »Our Bodies? Our Selves?«, in: *Self to Self: Newsletter of the IFSA* 4, no. 3, 1999, S. 1–5

Merton, Thomas: *The Way of Chuang Tzu.* New Directions, 1965. Deutsche Ausgabe: *Der Weg des Chuang Tse.* Sprachlichter Verlag, 2023

Metzger, Deena: »Personal Disarmament«, in: *Ordinary Magic: Everyday Life as a Spiritual Path*, hrsg. vom John Welwood, Shambhala Publications, 1992

Metzner, R.: »Getting to Know One's Inner Enemies«, in: *The Awakened Warrior*, hrsg. von Rick Fields, Tarcher, 1994

Miller, Alice: *The Drama of the Gifted Child: The Search for the True Self.* Basic Books, 1996. Deutsche Ausgabe: *Das Drama des begabten Kindes und die Suche nach dem wahren Selbst*, Suhrkamp, 2012

Miller, David: *The New Polytheism.* Harper & Row, 1974

Mitchell, Stephen (Hrsg.): *The Enlightened Mind: An Anthology of Sacred Prose.* Harper Collins, 1991

Muhaiyaddeen, Muhammad Raheem Bawa: »The Holy War Within«, in: *The Awakened Warrior*, hrsg. von Rick Fields, Tarcher, 1994

Munsterburg, Hugo: *American Problems from the Point of View of a Psychologist.* Moffat, Yard, 1910

Muwakkil, Salim: »Voters Clearly Punched ›No‹ to War on Drugs«, in: *Chicago Tribune,* 20. November 2000

Newton, Michael: *Journey of Souls: Case Studies of Life Between Lives.* Llewellyn Publications, 1994

Nhat Hanh, Thich: *Peace Is Every Step: The Path of Mindfulness in Everyday Life.* Bantam Books, 1991

Pagels, Elaine: *The Gnostic Gospels.* Random House, 1979

Pagels, Elaine: *The Origin of Satan: How Christians Demonized Jews, Pagans, and Heretics.* Random House, 1995

Pennebaker, James: *Opening Up, Second Edition: The Healing Power of Expressing Emotions.* Guilford Press, 1997

Pennington, M. Basil: *Thomas Merton, My Brother: His Journey to Freedom, Compassion and Final Integration.* New City Press, 1996

Po-Tuan, Chang: *The Inner Teachings of Taoism.* Translated by Thomas Cleary. Boston: Shambhala Publications, 1986

Real, Terrence: *I Don't Want to Talk about It: Overcoming the Secret Legacy of Male Depression.* Fireside, 1997

Reed, Henry: *Edgar Cayce on Channeling the Higher Self.* Warner Books, 1989

Rilke, Rainer Maria: *Briefe an einen jungen Dichter.* Anaconda Verlag, 2009, 2023, S. 69. Erstmals erschienen 1929 beim Insel Verlag

Schwartz, Tony: *What Really Matters: Searching for Wisdom in America.* Atria, 1995

Shumsky, Susan: *Divine Revelation.* Simon & Schuster, 1996

Siegel, Daniel J.: *The Developing Mind: How Relationships and the Brain Interact to Shape Who We Are.* Guilford Press, 1999. Deutsche Ausgabe: *Wie wir werden die wir sind. Neurobiologische Grundlagen subjektiven Erlebens und die Entwicklung des Menschen in Beziehungen.* Junfermann, 2006

Smith, C. Michael: *Jung and Shamanism in Dialogue.* Paulist Press, 1997

Smith, Huston: *Beyond the Post-Modern Mind: The Place of Meaning in a Global Civilization.* Quest, 1989

Smoley, Richard und Jay Kinney: *Hidden Wisdom: A Guide to the Western Inner Traditions.* Penguin, 1999

Sullivan, Andrew: »The He Hormone«, in: *New York Times Magazine,* 2. April 2000

Walker, Alice: *By the Light of My Father's Smile.* Random House, 1998

Watzlawick, Paul, John H. Weakland und Richard Fisch: *Change: Principles of Problem Formation and Problem Resolution.* W. W. Norton, 1974. Deutsche Ausgabe: *Lösungen. Zur Theorie und Praxis menschlichen Wandels.* Hogrefe, 2020

Wegner, Daniel: *White Bears and Other Unwanted Thoughts.* Viking, 1989

Welwood, John: *Love and Awakening: Discovering the Sacred Path of Intimate Relationship.* Harper Collins, 1996

Wilber, Ken: *A Brief History of Everything.* Shambhala Publications, 1996. Deutsche Ausgabe: *Eine kurze Geschichte des Kosmos.* Fischer, 1997

Wilber, Ken: *The Eye of Spirit: An Integral Vision for a World Gone Slightly Mad.* Shambhala Publications, 1997

Wilber, Ken: *No Boundary: Eastern and Western Approaches to Personal Growth.* Shambhala Publications, 1985. Deutsche Ausgabe: *Wege zum Selbst. Östliche und westliche Ansätze zu persönlichem Wachstum*. Goldmann, 2008

Wilber, Ken: *Sex, Ecology, Spirituality: The Spirit of Evolution.* Shambhala Publications, 1995

Wilber, Ken: *The Spectrum of Consciousness.* Quest, 1977

Williams, Margery: *The Velveteen Rabbit*. Harper Collins, 1999. Deutsche Ausgabe: *Der kleine Schmusehase*, Anaconda Verlag, 2009, 2022

Wypijewski, JoAnn: »A Boy's Life«, in: *Harper's Magazine*, September 1999

Anmerkungen

1 Rainer Maria Rilke: *Briefe an einen jungen Dichter*, Anaconda Verlag, 2009, 2023, S. 62
2 Zitiert nach M. Basil Pennington: *Thomas Merton, My Brother: His Journey to Freedom, Compassion, and Final Integration*, New City Press, 1996, S. 119
3 Thomas Keating: *Open Heart, Open Mind: The Contemplative Dimension of the Gospel*, Continuum, 1994, S. 127
4 Margery Williams: *Der kleine Schmusehase*, Anaconda Verlag, 2009, 2022, Übersetzung von Kim Landgraf
5 Thich Nhat Hanh: »Nenne mich bei meinen wahren Namen«, in: *Nenne mich bei meinen wahren Namen. Ausgewählte Gedichte*, Knaur Menssana, 2010. Übersetzung von Karen Siebert. Zitiert nach: https://plumvillage.org/wp-content/uploads/2020/10/Nenne-mich-bei-meinem-wahren-Namen-Portr%C3%A4t-Thich-Nhat-Hanhs-4-16.pdf (letzter Zugriff: 3.1.24)
6 Martin Luther King Jr.: *A Gift of Love: Sermons from Strength to Love and Other Preachings*, Beacon Press, 2012
7 Martin Luther King Jr.: »Loving Your Enemies, Sermon Delivered at the Detroit Council of Churches' Noon Lenten Services«, in: *The Papers of Martin Luther King, Jr. Vol. VII: To Save the Soul of America, January 1961–August 1962*, hrsg. von Clayborne Carson und Tenisha Armstrong, University of California Press, 2014
8 Tony Schwartz: *What Really Matters: Searching for Wisdom in America*, Bantam, 1995
9 Anne Lamott: *Bird by Bird: Some Instructions on Writing and Life*, Pantheon, 1994, S. 112
10 Mihály Csíkszentmihályi: *Flow: The Psychology of Optimal Experience*, Harper & Row, 1990
11 Anne Lamott: *Bird by Bird*, S. 201
12 Joan Borysenko: *A Woman's Journey to God*, Riverhead Books, 1999, S. 164/65
13 Zitiert nach Joseph Jaworski: *Synchronicity: The Inner Path of Leadership*, Berrett-Koehler, 1996, S. 189/190
14 C. G. Jung: *Erinnerungen, Träume, Gedanken*, aufgezeichnet und hrsg. von Aniela Jaffé, Edition C.G. Jung, 19. Auflage 2016, S. 204, 208. © 1971 Patmos Verlag der Schwabenverlag AG
15 Daniel J. Siegel: *Wie wir werden die wir sind. Neurobiologische Grundla-*

gen subjektiven Erlebens und die Entwicklung des Menschen in Beziehungen. Junfermann Verlag, 2006. © Junfermannsche Verlagsbuchhandlung, Paderborn 2006. © 1999 Daniel J. Siegel. Übersetzung von Theo Kierdorf und Hildegard Höhr

16 Paul Watzlawick, John H. Weakland und Richard Fisch: *Lösungen. Zur Theorie und Praxis menschlichen Wandels*, Hogrefe, 9. unveränderte Auflage 2020, S. 65/66

17 Original »internal sticker shock«. Zitiert nach David Whyte: *The Heart Aroused. Poetry and the Preservation of the Soul in Corporate America.* Currency, 1996, S. 29

18 Debbie Ford: *Schattenarbeit. Wachstum durch die Integration unserer dunklen Seite*, Goldmann 2011, S. 20, 31/32. Übersetzt von Gabriele Kuby

19 Henry David Thoreau: *Walden*, Rinehart and Winston, 1966, S. 8

20 Terrence Real: *I Don't Want to Talk about It: Overcoming the Secret Legacy of Male Depression*, Scribner, 1997, S. 180

21 JoAnn Wypijewski: »A Boy's Life«, in: *Harper's Magazine*, September 1999, S. 61 f.

22 Vgl. Alice Miller: *The Drama of the Gifted Child: The Search for the True Self*, Basic Books, 1994, S. 24/25

23 Gregg Levoy: *Callings: Finding and Following an Authentic Life*, Three Rivers Press, 1997, S. 219

24 Anne Lamott: *Traveling Mercies: Some Thoughts on Faith*, Pantheon Books, 1999, S. 109

25 Ralph Waldo Emerson: *Fortune of the Republic: Lecture Delivered at the Old South Church*, Kessinger Publishing, 2010, S. 16

26 Rainer Maria Rilke: *Briefe an einen jungen Dichter.* Anaconda Verlag 2009, 2023, S. 69

27 Henry Wadsworth Longfellow: *Prose Works of Henry Wadsworth Longfellow*, vol. 1, Ticknor and Fields, 1857, S. 452

Über den Autor

Richard C. Schwartz, Ph. D., ist internationaler Bestsellerautor, Familientherapeut und Begründer der IFS-Methode (Internal Family Systems). Er entwickelte dieses effektive, evidenzbasierte therapeutische Modell Ende der 1990er-Jahre als Antwort auf Erfahrungen mit seinen Klientinnen und Klienten, die von Persönlichkeitsanteilen in sich berichteten. Das von ihm gegründete IFS Institute und seine internationalen Dependancen bieten weltweit Ausbildungen und Workshops sowohl für die berufliche Fortbildung als auch zur Selbsterfahrung an. Richard C. Schwartz ist ein gefragter Experte und Redner, der an der Harvard Medical School lehrt und forscht.

www.ifs-institute.com